CHRISTIANE BARBICHE

Mincir au naturel

Mon programme pour retrouver la forme sans régime

marie claire
Éditions

SOMMAIRE

Introduction

Chaque année, lorsque le maillot de bain commence à se profiler à l'horizon au moment de réserver vos vacances d'été, bon nombre d'entre vous, hommes et surtout femmes, se mettent à suivre un régime draconien car il faut perdre quelques kilos, et vite de préférence !

Kilos qui, de toute façon, reviendront à la vitesse grand V dès le retour des vacances. Vous vous êtes restreint pendant quelques semaines, quelquefois au détriment de votre joie de vivre, de votre vitalité. Dès que la cloche de la rentrée sonne, avec le retour au bureau, les anciennes habitudes alimentaires, le grignotage, reprennent le dessus jusqu'au printemps suivant. Franchement, ça n'a pas de sens !

Un fait certain est que dès que vous revenez à vos anciennes habitudes alimentaires, vous allez très vite reprendre ces kilos qui se sont envolés aux prix de tant d'efforts, de tant de frustrations. Ne vaudrait-il pas mieux réussir à équilibrer votre alimentation dans la durée ? Bouger un peu plus ? Rechercher une fois pour toutes les causes de votre surpoids pour enfin parvenir à y remédier ? En effet, les causes du surpoids sont multifactorielles et si vous n'arrivez pas à débusquer ce qui vous pousse à faire des erreurs alimentaires, vous n'arriverez jamais à perdre du poids durablement.

Pour en finir une fois pour toutes avec les kilos yo-yo, afin de mincir durablement en gardant santé, bonne humeur et joie de vivre, je vous propose une méthode innovante, complète et facile à suivre sur le long terme. Une méthode qui tient compte de votre problématique personnelle.
Mincir, OUI, mais pas à n'importe quel prix et surtout pas au détriment de votre

santé. Il conviendrait de bannir à tout jamais le mot RÉGIME de votre vocabulaire.

Mincir passe aussi par une programmation de votre subconscient. Vous avez, actuellement, une image pas très positive de votre physique, qu'il vous faudra remplacer par une image dans laquelle vous avez déjà obtenu votre corps de rêve. Vous possédez en vous un ordinateur qui attend seulement que vous l'utilisiez : votre cerveau. Il vous faut prendre conscience de sa puissance.

Chacun d'entre nous détient cette force considérable de l'esprit qui est la capacité de choisir, de faire, d'être ce que nous désirons. Les circonstances extérieures, quelles qu'elles soient, n'ont pas grande importance. C'est vous seul qui avez le pouvoir sur vous. Utilisez votre imagination créatrice pour vous projeter dans un corps mince, énergique, plein de vitalité. Non seulement cette programmation, combinée à un mode alimentaire équilibré, à la gestion de vos émotions et à l'exercice physique, vous débarrassera de vos kilos superflus, mais elle vous aidera également à conserver vos acquis sans avoir à faire des efforts inconsidérés de volonté. Entretenir votre poids idéal sera inscrit dans votre subconscient de façon aussi précise que les autres fonctions involontaires de votre organisme telles la respiration, les battements du cœur, la digestion...
Il faudra apprendre à mieux vous connaître, à découvrir objectivement les raisons de votre surpoids, en faisant preuve d'une honnêteté totale, et vous fixer un objectif raisonnable.

Apprenez à utiliser la force créative de votre imagination, car votre esprit fonctionne par images.

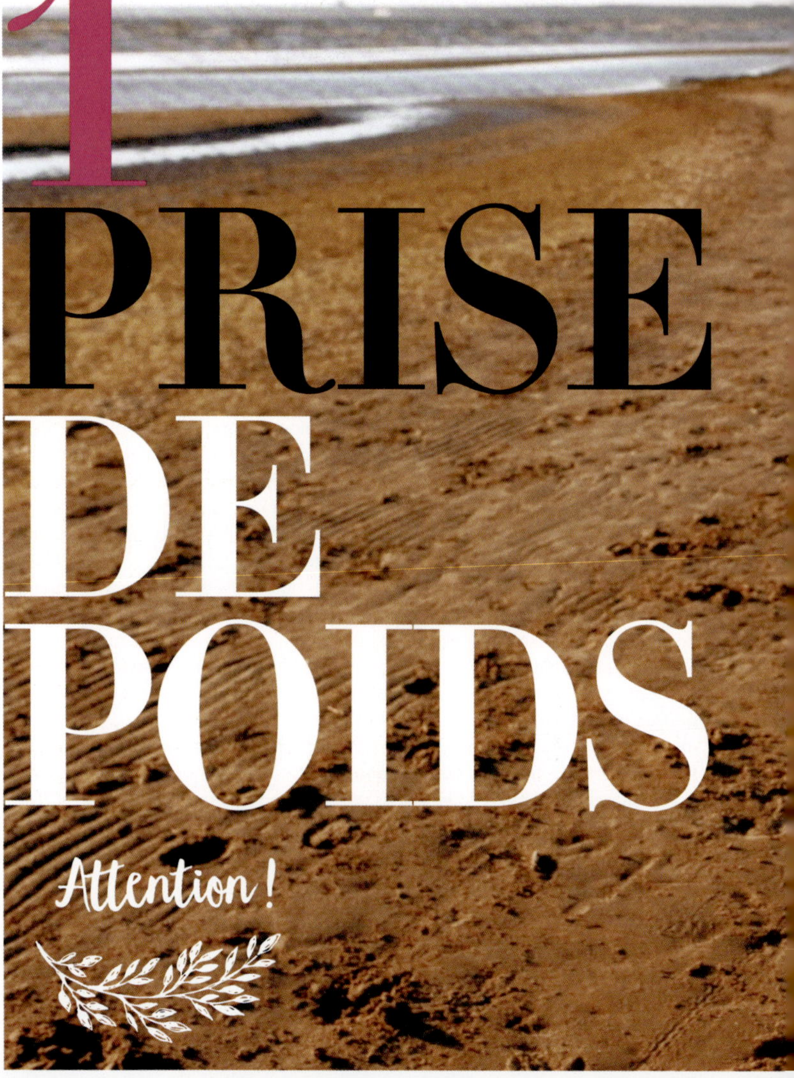

1
PRISE DE POIDS

Attention !

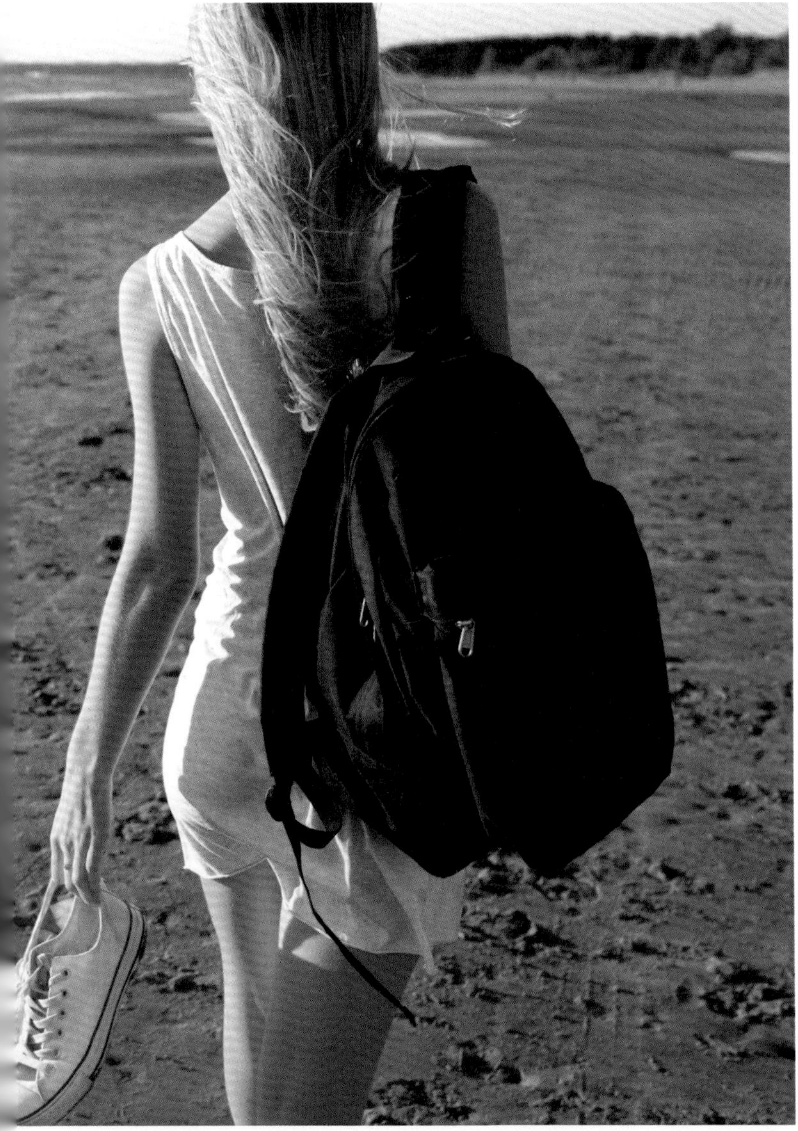

Régimes : attention danger !

Chaque printemps, il suffit de parcourir les journaux féminins pour découvrir le nouveau régime à la mode. Or, comme beaucoup d'autres régimes, il s'avérera souvent dangereux pour votre santé. D'autant plus que dans 80 % des cas, les personnes qui se sont soumises à ces régimes reprennent, dans les mois qui suivent l'abandon des restrictions alimentaires, le poids perdu, voire davantage !

Il est indéniable que les régimes amaigrissants favorisent finalement la prise de poids, ce qui nous conduit à ce que l'on nomme « l'effet yo-yo », ou encore poids en accordéon. En somme, une spirale infernale entre perte de poids et reprise pondérale, avant de mettre fin, définitivement, à cette boucle infinie. Il est préférable de bannir une fois pour toutes le mot RÉGIME de votre vocabulaire. Car si les régimes à la mode peuvent, dans un premier temps, avoir des effets spectaculaires sur votre ligne, ils ne changeront jamais durablement vos habitudes alimentaires.

Si les régimes peuvent s'avérer dangereux, c'est encore plus vrai chez les adolescentes, car le corps est alors en pleine croissance et le risque de déboucher sur une anorexie n'est pas exclu.

Perte de l'estime de soi et dépression sont des conséquences psychologiques résultant souvent de l'échec à répétition des régimes amaigrissants, car plus on fait de régimes, plus on favorise la reprise pondérale, surtout en l'absence d'activité physique, qui constitue un facteur essentiel de stabilisation du poids. La plupart des régimes amaigrissants sont susceptibles d'induire des déséquilibres nutritionnels. Une restriction calorique trop importante débouche sur un état de faiblesse générale, de fatigue chronique, de chute de tension artérielle, de fonte musculaire..., entraîne des carences en nutriments divers, notamment vitamines, minéraux tels que le magnésium, le fer... Généralement, un régime modifie plus ou moins les apports alimentaires, ce qui ne permet pas de couvrir correctement les apports nutritionnels journaliers, amenant à des carences alimentaires dues à une insuffisance, voire une absence de certains éléments vitaux, pourtant indispensables à votre équilibre physique et mental. Une restriction calorique ne fera pas seulement fondre votre graisse, mais aussi votre masse musculaire. Le pire est qu'une fois le régime terminé,

c'est la masse grasse qui se reconstitue le plus rapidement, notamment chez les personnes sédentaires.
Il y a également un risque de déminéralisation osseuse. Ce facteur est particulièrement dommageable pour les personnes souffrant déjà d'une diminution de la densité osseuse et pour les femmes ménopausées.

PETITE MISE AU POINT SUR DIFFÉRENTS RÉGIMES RÉPANDUS

Le régime alkaline Diet

Très à la mode, ce régime est actuellement très prisé des stars. Conçu afin de désacidifier l'organisme en rétablissant l'équilibre acido-basique grâce à la consommation de beaucoup de végétaux (ce qui pourrait être une bonne chose, au départ), ce régime s'avère très rapidement carentiel de par la raréfaction, voire la suppression des aliments dit acidifiants, c'est-à-dire, en première ligne, les protéines (viandes, poissons, œufs, fruits de mer).

La carence en protéines est préjudiciable au bon fonctionnement du renouvellement cellulaire, elle favorise une hypotonie musculaire, une insuffisance endocrinienne, une tendance à l'hypotension, source de malaise vagal, une déminéralisation, une anémie par carence en fer et vitamine B12, un manque de vitalité.

Le régime soupe aux choux

Le régime soupe aux choux est un régime amaigrissant qui consiste à boire tout au long de la journée une soupe à base de légumes. C'est un régime dit naturel, rapide et efficace qui, selon ses adeptes, permettrait de perdre au moins 5 kilos en une petite semaine de cure. La durée préconisée du régime soupe aux choux est de deux semaines : une semaine de diète et une de stabilisation, dont le but serait d'éviter de reprendre tout le poids perdu.
Dans la pratique, la soupe aux choux procure du bien-être et permet de nettoyer l'organisme en éliminant les toxines. OK sur trois jours pour détoxifier l'organisme et reposer le système digestif après les fêtes, mais pas plus !

Comment fonctionne le régime soupe aux choux, et que perd-on vraiment ? On pourrait penser que c'est de la graisse, mais en fait, il ne s'agit pratiquement que d'eau. Cela s'explique par le fait que la soupe aux choux a un effet diurétique et laxatif qui entraîne une perte de poids importante. À cela s'ajoute le faible apport en calories et en éléments essentiels comme les protéines et les sucres. On va donc vider une bonne partie de notre stock de sucre (glycogène) et amorcer une fonte musculaire. Vous l'aurez compris, la majeure partie du poids perdu au cours du régime ne sera donc pas de la graisse mais de l'eau et un peu de masse musculaire. Il va sans dire que dans les jours suivant l'arrêt de la diète, vous aurez repris tous vos kilos. De plus, quelle monotonie de se nourrir exclusivement de soupe ! Ce régime pourrait être réservé en milieu hospitalier pour des patients obèses devant perdre rapidement du poids avant une intervention chirurgicale, mais en aucun cas prescrit à des personnes actives.

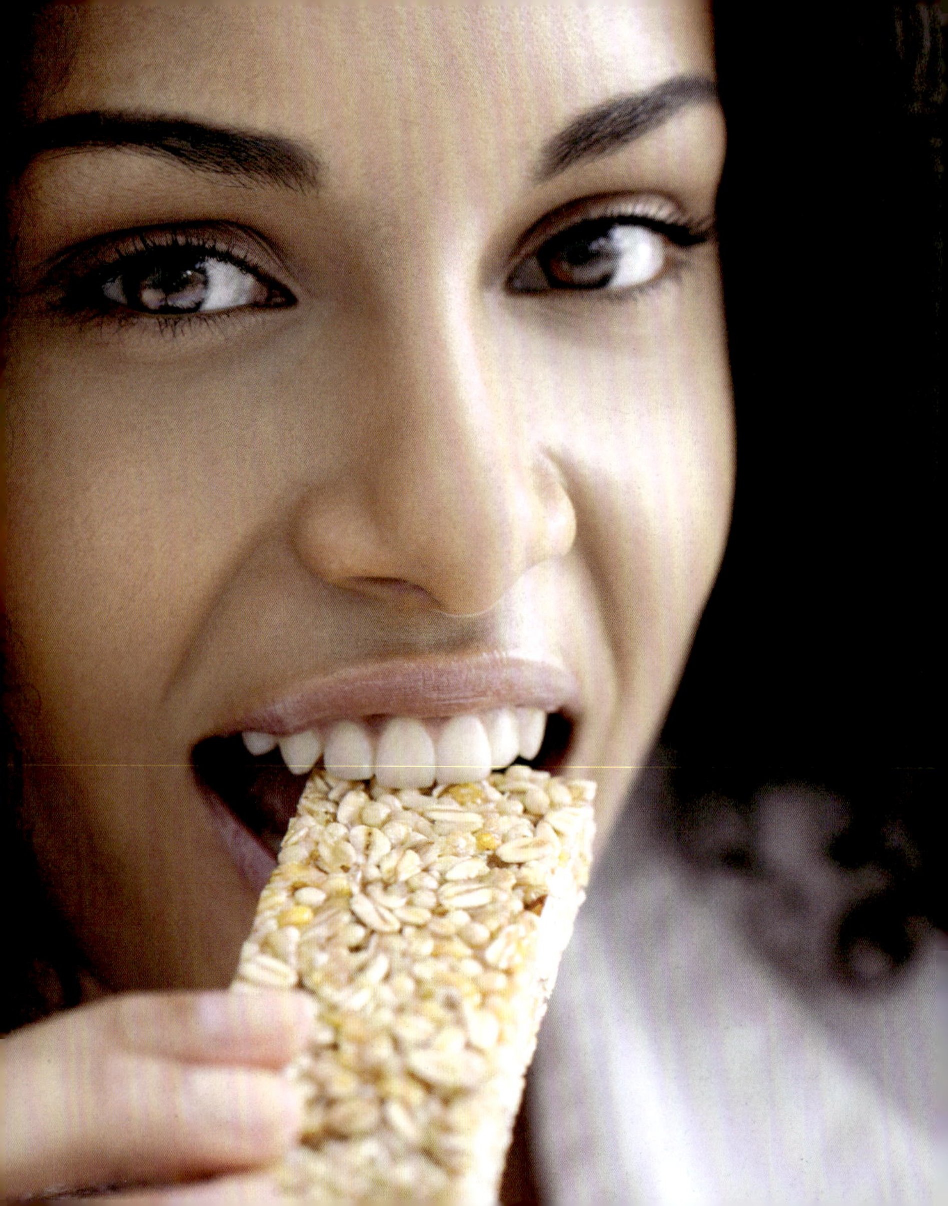

Les substituts de repas hyperprotéinés

Les substituts de repas sont des préparations peu caloriques sous forme de poudre aromatisée qui, additionnées de liquide, se transforment en milk-shake, crème ou soupe. Ils existent également en version barres ou biscuits. Ces spécialités sont censées remplacer un repas : généralement concentrés en protéines, enrichis en vitamines et minéraux de synthèse, les substituts de repas entraînent une sensation de satiété transitoire.

Leur consommation régulière n'est pas dénuée de risques pour votre santé, et peut notamment entraîner des problèmes rénaux, hépatiques et cardiovasculaires, une hypertension artérielle due à une carence en potassium, des douleurs articulaires, des carences diverses ou des troubles du transit. Avec les substituts de repas, vous perdrez toute notion de plaisir alimentaire avec un sentiment de frustration qui ne saurait tarder. Frustration qui risque de vous faire craquer pour des aliments de compensation souvent fort caloriques !

Les substituts de repas sont onéreux. Ils vont surtout contribuer à faire maigrir votre portefeuille. Alors pourquoi gâcher votre argent et perdre votre joie de vivre pour des produits insipides quand des aliments frais et naturels ainsi qu'une prise en charge globale peuvent tout aussi bien vous aider à mincir ?

Les plats cuisinés minceur tout prêts

Depuis quelques années, on voit se développer sur le marché de la minceur des packs ou plats préparés prêts à réchauffer, livrés à domicile.

On pourrait se laisser tenter par cette formule où tout est étudié pour nous simplifier la tâche. Pas de courses, pas de cuisine, des plats plus ou moins bien équilibrés mais toujours à la teneur en calories très réduite. L'envers de la médaille n'est pas top, car il s'agit de se nourrir principalement de plats réchauffés souvent additionnés d'exhausteurs de goût et autres additifs, au détriment de produits frais. L'inconvénient de taille concerne l'aspect financier, surtout s'il vous faut tout de même cuisiner pour les autres membres de la famille. Le recours à ce type de nourriture, tout comme aux substituts de repas, ne vous aidera pas à prendre conscience de l'établissement d'un plan alimentaire équilibré, sain, qui se construit dans la durée.

Le régime Weight Watchers

Ce régime est l'un des plus populaires qui s'est amélioré au fil du temps, souvent plébiscité par les nutritionnistes.

Il permet une alimentation équilibrée, apporte le soutien du groupe et une vraie prise en compte du bien-être physique et mental...

Mais il n'en compte pas moins des inconvénients : le comptage des points et les réunions peuvent à la longue devenir contraignants. Quelquefois, au cours de ces réunions, le regard des autres peut s'avérer culpabilisant en cas de résultats moindres. Le programme est aussi plutôt coûteux.

Les régimes dissociés

Ces dernières années, les régimes dissociés ont eu la cote. Qu'ils se nomment Hay, Shelton, Montignac, Dukan, ces régimes reposent toujours sur les mêmes bases, c'est-à-dire un régime hyperprotéiné avec des légumes verts, sans féculents. Ces régimes sont particulièrement dangereux car ils entraînent des carences en micronutriments et pénalisent les organes qui sont glucodépendants. Certains, comme le cerveau et l'ensemble du système nerveux, ont besoin d'un apport constant en glucides pour fonctionner.

Pour bien comprendre, sachez que deux hormones sont sécrétées pendant la digestion : l'insuline et le glucagon. L'insuline n'est pas seulement l'hormone du métabolisme des glucides, elle permet également aux acides aminés et aux acides gras de pénétrer la membrane cellulaire, assurant de ce fait une nutrition complète.

Un exemple de repas équilibré contient : crudités, féculents, protéines, légumes cuits et un petit dessert peu sucré (facultatif).

Lorsqu'un repas comprend, comme c'est le cas ici, un féculent en quantité raisonnable, il se produit une sécrétion majeure d'insuline et une sécrétion mineure de glucagon. Le glucose provenant de la digestion du féculent trouve suffisamment d'insuline dans le sang pour pénétrer la membrane cellulaire, il en est de même pour les acides gras et les acides aminés des protéines.

À l'inverse, avec un repas comprenant des crudités, des protéines, des légumes verts, mais pas de féculents ou de dessert, c'est-à-dire un repas pratiquement sans glucides, il y aura une sécrétion modérée en insuline et majorée en glucagon. Les acides gras et les acides aminés apportés par un tel repas vont trouver trop peu d'insuline dans le sang et ils ne pourront assumer une nutrition cellulaire adéquate puisque trop peu de nutriments arriveront à pénétrer la cellule. Résultat, les acides gras et le glycérol vont rester dans le sang. Ainsi, il est démontré qu'un régime, bien qu'il soit hyperprotéiné, est en fait carencé en protéines qui ne parviendront pas à pénétrer la cellule. Ces régimes dissociés engendrent, dans un délai très court, une sensation de fatigue et de frilosité suivie d'anémie, de fonte musculaire, d'ostéoporose, de dépression nerveuse, d'aménorrhée, d'impuissance, de troubles rénaux, et tout particulièrement d'une chute du système immunitaire avec de nombreuses conséquences...

Pour rester en parfait équilibre, l'organisme vivant a besoin d'un apport glucidique trois fois par jour et d'un apport protéique deux fois par jour. Et ceci aux mêmes repas.

Alors, avant de vous jeter sur le dernier régime à la mode, réfléchissez, car il y a de fortes chances qu'il s'agisse encore et toujours d'un régime dissocié ou hypocalorique entraînant des carences nutritionnelles lourdes de conséquences sur votre état de santé !

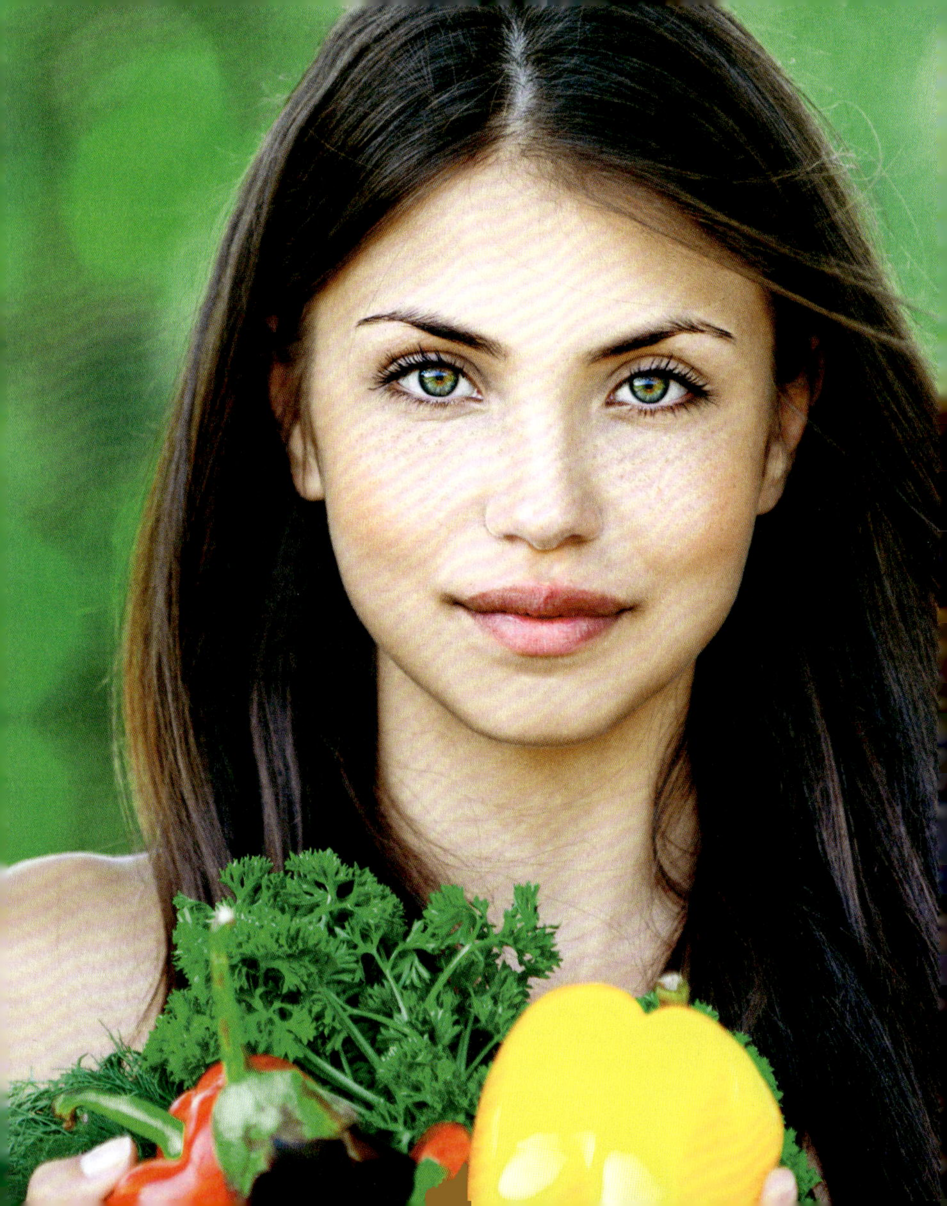

Les risques de l'obésité sur votre santé

En dehors de l'aspect esthétique, le surpoids est à l'origine de bon nombre de problèmes de santé : troubles cardiovasculaires, hypertension artérielle, diabète de type 2, troubles musculo-squelettiques et respiratoires. À cela s'ajoutent de nombreux retentissements sur la vie sociale.

Troubles cardiovasculaires

Il y a trois fois plus de risque d'hypertension artérielle chez l'obèse que chez une personne n'ayant pas de surcharge pondérale, ce qui accroît le risque de maladie cardiovasculaire : infarctus, angine de poitrine, accident vasculaire cérébral. Ces risques sont encore accrus chez l'obèse fumeur et la femme sous contraception hormonale.

Troubles circulatoires

Jambes lourdes, varices, hémorroïdes, phlébites, œdèmes, ulcères variqueux sont des pathologies courantes chez les personnes en surpoids. En cas d'excès de poids localisé au niveau des cuisses et du ventre, le sang rencontre plus de difficultés pour remonter des pieds vers le cœur, entraînant des troubles circulatoires.

Diabète de type 2

Des études ont démontré que l'augmentation galopante de l'obésité à travers le monde est associée à un accroissement parallèle du diabète de type 2. En outre, plus de 60 % des diabétiques de type 2 sont obèses. La graisse abdominale est particulièrement incriminée.

Un diabète mal équilibré est à l'origine de nombreuses complications, notamment au niveau des vaisseaux sanguins et des terminaisons nerveuses. Les affections vasculaires dégénératives dues au diabète sont responsables de complications redoutables dues au manque d'irrigation en oxygène et substances nutritives essentielles entre le sang et les tissus. Certaines des principales complications sont des atteintes des nerfs que l'on appelle polyneuropathies, notamment au niveau des extrémités (pieds et mains) : fourmillements, démangeaisons, perte de sensibilité ou encore douleurs intenses, surtout la nuit.

Ce que l'on appelle le pied diabétique est caractérisé par des plaies ayant beaucoup de mal à cicatriser, pouvant, dans des cas extrêmes, conduire à l'amputation. Le diabète est aussi responsable de troubles de la vue pouvant mener à la cécité, de pathologies rénales et d'une nette augmentation de l'athérosclérose.

Cancer

Différentes études ont rapporté que l'obésité favorise tous les types de cancers. Chez les personnes en surpoids, on peut observer une augmentation de plusieurs hormones impliquées dans la prolifération des cellules cancéreuses. Par ailleurs, après un cancer, le surpoids augmentera le risque de mortalité par le développement de récidives, voire d'un autre cancer.

Pathologies respiratoires

Il est très fréquent que l'obésité entraîne une gêne respiratoire à l'effort, ce qui, malheureusement, diminue l'envie de faire de l'exercice physique qui pourtant apporterait de nombreux bienfaits !

Ronflements et apnée du sommeil sont également favorisés en cas de surpoids. Ce sont les graisses accumulées au niveau du cou, de la base de la langue et du pharynx qui, en limitant le calibre des voies aériennes, favorisent les apnées du sommeil quand les muscles sont relâchés. Les statistiques montrent que près de 60 % des personnes en surpoids souffrent d'apnée du sommeil. De plus, la prise de poids risque dans ce cas d'être majorée, le comportement alimentaire étant modifié (tendance au grignotage et augmentation de l'appétit) de la même manière qu'en cas de manque de sommeil (voir page 50 « L'importance du sommeil »).

Perdre du poids, dans bien des cas, diminuera ronflements et apnée du sommeil et améliorera considérablement votre qualité de vie. Vous serez notamment moins fatigué, plus dynamique, vous aurez tendance à être plus actif dans la journée, ce qui contribuera encore une fois à vous aider à vous débarrasser de vos kilos excédentaires.

Troubles musculo-squelettiques

Le surpoids entraîne une surcharge au niveau articulaire, la pression pouvant être multiplié par cinq, particulièrement au niveau de la colonne lombo-sacrée, des hanches, des genoux et des chevilles. Les articulations surchargées par le poids s'usent plus rapidement (arthrose) et entraînent des douleurs chroniques. Les tendons subissent également cette pression, augmentant le risque de tendinite. Ces différentes pathologies favorisent la sédentarité.

Pour votre santé, il est essentiel de vous alléger de quelques kilos si vous êtes en surpoids, les complications étant variées et nombreuses. L'obésité serait en effet la cause d'un décès sur sept au sein des pays européens.

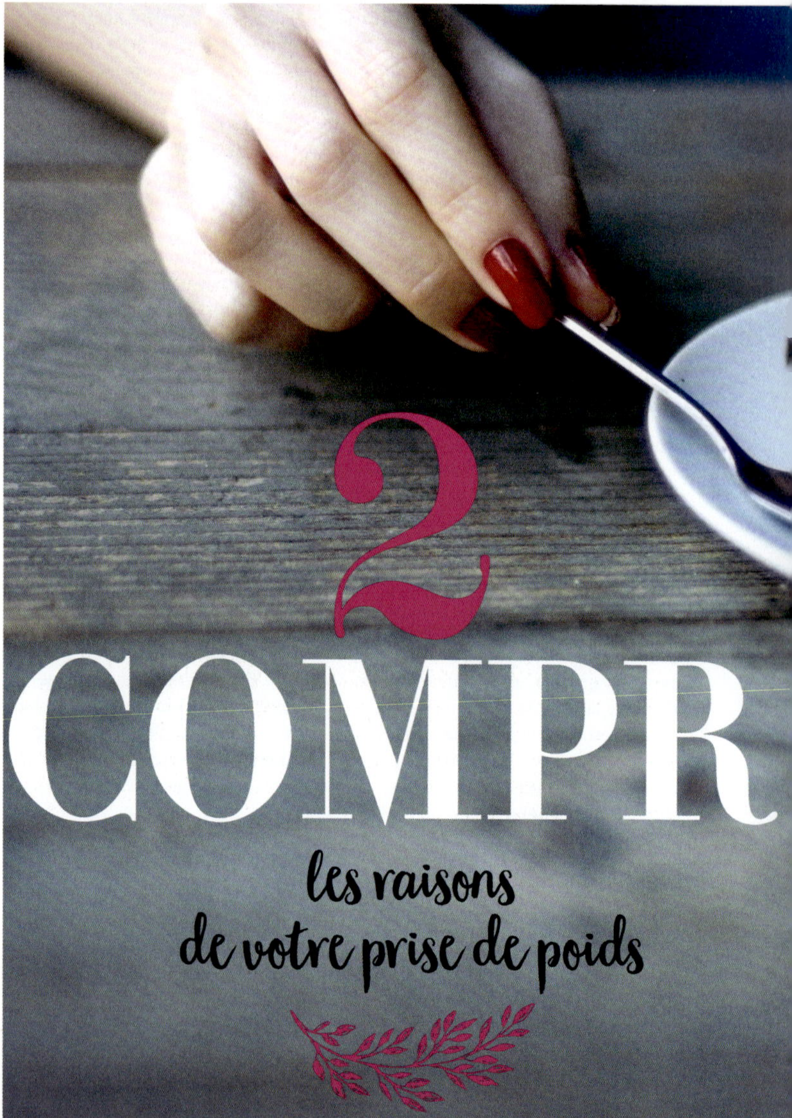

2 COMPR

les raisons de votre prise de poids

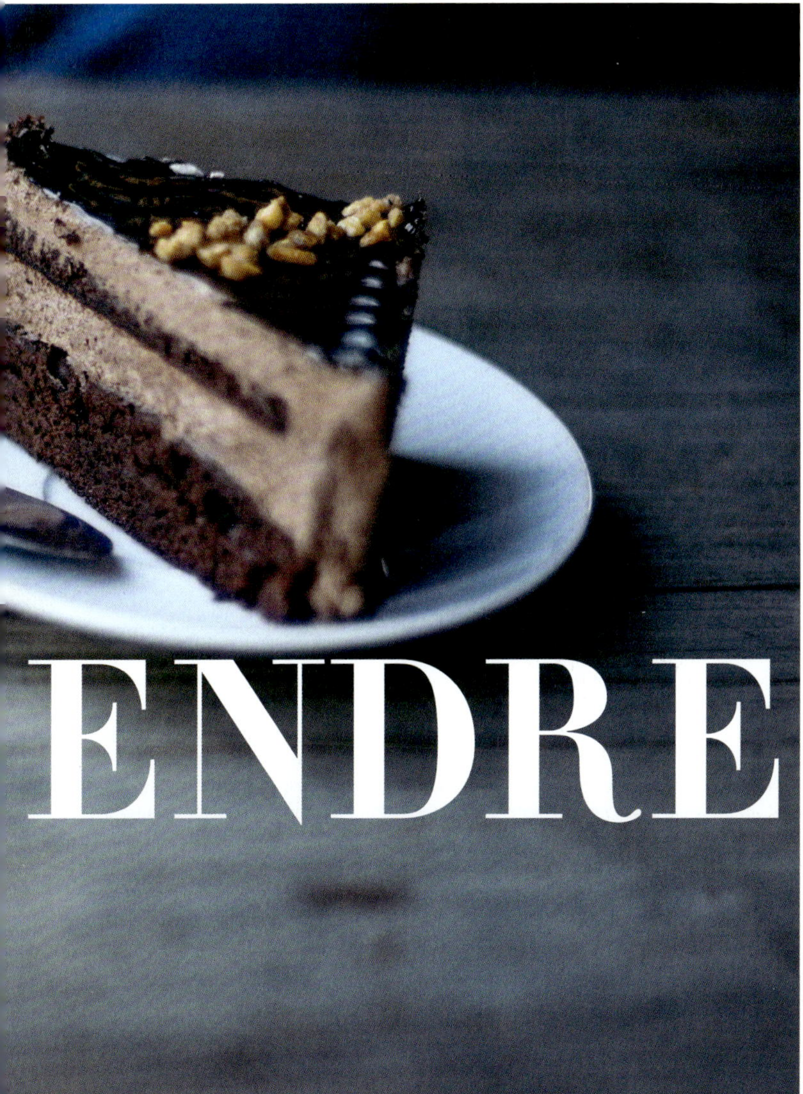
ENDRE

Vos objectifs et motivations

pour retrouver une silhouette en adéquation avec vous-même

Pour réussir à tenir vos objectifs en matière de perte de poids, il est primordial de trouver ce qui vous motive réellement. Il faut savoir que moins de 15 % des personnes entamant un régime réussissent à tenir le pari au-delà de quelques semaines. Il n'y a pas de solution standard, il s'agit d'une affaire strictement personnelle, de trouver les motivations correspondant vraiment à vos attentes, que vous adopterez sur le long terme et sans contraintes. La seule personne qui pourra vous faire perdre du poids, c'est vous-même, et tout commence par votre motivation à y arriver !

Votre motivation doit se travailler. Le souhait de mincir doit rapidement se transformer en objectif minceur. Vous voilà donc de plain-pied dans le travail sur soi. Vous devez être parfaitement conscient de ce que vous souhaitez vraiment et quels sont les moyens que vous allez mettre en œuvre pour parvenir à un résultat satisfaisant. Ce livre, je l'espère, va vous guider sur le chemin de la minceur.

Il vous faudra aussi vous interroger sur un éventuel échec et comprendre ce qui, par le passé, est venu freiner votre progression vers votre poids idéal. Il est important de cerner la source de votre surpoids, sinon votre bonne volonté risquerait de se transformer en échec. Si par le passé vous avez tenté de maigrir plusieurs fois sans jamais réussir dans la durée, c'est que quelque chose coince ! Les personnes suivant un régime standard, sans éducation alimentaire et sans conscience des aspects psychologiques à l'origine de leur surpoids, finiront tôt ou tard par refaire les erreurs à l'origine de leurs kilos en trop.

Annoncer à votre entourage que vous êtes dans une démarche de minceur peut être l'occasion d'augmenter vos chances de réussite. Pour la plupart des gens, le regard des autres a énormément d'importance et devient alors un vecteur de réussite. Pour d'autres, le projet demeure intime, ce qui peut quelquefois traduire une souffrance, un manque de confiance en soi.

Après la décision, arrive le temps de la méthode. L'objectif devient la suite logique de la bonne résolution de départ. Si vous voulez que votre résolution se concrétise, vous devez absolument réfléchir à votre façon de faire pour garder le cap sur l'objectif.

Un objectif minceur est entièrement lié à l'image et à la confiance en soi. Cet objectif dépend à 100 % de vous. S'il concerne quelqu'un d'autre, vous entrez dans la négociation et ce n'est plus le même processus. Par exemple, si votre motivation pour perdre du poids est de faire plaisir à votre partenaire qui vous envoie des piques incessantes sur votre physique, il y a fort à parier que dès que celui-ci vous fera une remarque désobligeante, vous allez oublier vos bonnes résolutions et vous consoler en vous jetant sur la première tablette de chocolat qui se trouvera sur votre chemin.

QU'ATTENDEZ-VOUS DE VOTRE PERTE DE POIDS ? DE VOTRE NOUVELLE SILHOUETTE ?

Pour cela, inscrivez en vrac dans un cahier tout ce que vous pourrez réaliser, ce que vous pourrez être, une fois votre silhouette idéale obtenue.

Par exemple : ne plus vous sentir essoufflé en montant les escaliers, ne plus être à la traîne lors de randonnées en montagne, ne plus vous sentir boudiné dans votre pull près du corps, rentrer dans la petite robe que vous aimiez bien porter, vous sentir à l'aise en maillot de bain l'été prochain, soulager vos douleurs articulaires, être en meilleure santé, vous sentir plus séduisant...

Une fois vos motivations trouvées, essayez de ressentir votre état d'esprit lorsque vous vous projetez dans la réussite. Quelles émotions éprouvez-vous ? De la joie, de la satisfaction, de l'assurance, de la fierté... ?

Mettez en place un plan d'action à mettre en œuvre immédiatement à l'aide de moyens complémentaires.

Par exemple, concernant votre santé, équilibrez votre alimentation, certes, mais renouez également avec l'exercice physique. Quels moyens pouvez-vous adopter dans l'immédiat pour vous sentir plus séduisant ? Il ne s'agit pas de changer votre garde-robe tant que vous n'aurez pas atteint vos objectifs, mais vous pouvez ajouter des accessoires, un foulard coloré, un bijou fantaisie, des chaussures et un sac à main coordonnés... Prenez rendez-vous chez un coiffeur visagiste et pensez à une coiffure plus en harmonie avec votre visage grâce à la coupe, à la teinture...

Il est de la plus haute importance de poser un plan d'action immédiat dans la direction de l'objectif à atteindre afin d'indiquer à votre inconscient que vous avez bien pris les choses en main. Cela facilitera votre progression vers l'aboutissement de votre objectif minceur.

Un objectif minceur est entièrement lié à l'image et à la confiance en soi. Cet objectif dépend à 100 % de vous.

Comprendre l'origine et les causes

DE VOTRE SURPOIDS

Il s'agit d'identifier la (ou les) véritable(s) origine(s) de votre prise de poids.

1 Faites votre bilan alimentaire. Comment composez-vous vos repas ? Vos menus sont-ils équilibrés ? Consommez-vous assez de protéines, assez de légumes ? Trop de féculents ? Abusez-vous de pâtisseries, de sucreries, d'alcool ? De calories vides (fast-food, plats cuisinés tout prêts, conserves, pizzas, sodas, frites) ? Prenez-vous souvent vos repas au restaurant, à la cantine ? Au bureau, avez-vous pris l'habitude de consommer des gâteaux ou des barres chocolatées du distributeur lors de la pause-café ? (p. 22)

2 Mangez-vous trop vite, sans mastiquer suffisamment, en regardant la télé ou devant votre ordinateur ? Avez-vous un bon coup de fourchette ? Vous mettez-vous à table stressé ? Avez-vous tendance à régler vos conflits et différends à table lorsque la famille est réunie pour le repas ? (p. 22)

3 Avez-vous pour habitude de grignoter entre les repas ? Si oui, à quel moment de la journée ? Devant la télé ? (p. 24)

4 Vous sentez-vous obligé à tout prix de vider votre assiette, voire de terminer celle de vos enfants même si vous n'avez plus faim ? (p. 24)

5 Votre dîner est-il trop copieux, trop tardif ? (p. 26)

6 Votre prise de poids est-elle consécutive à l'arrêt du tabac ? (p. 26)

7 Souffrez-vous de troubles métaboliques (diabète, dysfonctionnement de la thyroïde...) ? Avez-vous des troubles digestifs, êtes-vous ménopausée ? (p. 28)

8 Faites-vous suffisamment d'exercice physique ? (p. 33)

9 Avez-vous l'impression de manger par compensation afin de remplir un vide affectif ? Parce que vous êtes stressé ? Fatigué ? Par ennui ? (p. 33)

10 À quand remonte votre prise de poids ? Que s'est-il passé dans votre vie à ce moment-là ? (p. 33)

Autant de questions à vous poser afin d'analyser les origines de votre surpoids. Comme le disait Hippocrate, le père de la médecine : « Il faut trouver la cause et la cause de la cause. » C'est le seul moyen de parvenir à un résultat concret !

1. COMMENT COMPOSEZ-VOUS VOS REPAS ?

Vous trouverez au chapitre « Alimentation » (page 88) un plan alimentaire objectif minceur qui vous servira de guide pour planifier vos repas. Je vous recommande de prévoir vos menus pour la semaine. Ceci vous permettra de varier et d'équilibrer au maximum, et simplifiera vos courses hebdomadaires.

Prenez-vous souvent vos repas au restaurant, à la cantine ?

Même en mangeant à l'extérieur, il est toujours possible d'équilibrer vos repas. Si ces derniers comportent un apéritif, un jus de tomate ou une eau gazeuse avec une rondelle de citron, des petits légumes à grignoter allégeront considérablement la facture calorique. Si vous avez le choix entre différentes entrées, choisissez des crudités, une salade, plutôt que de la charcuterie ou une part de pizza. En ce qui concerne le plat principal, que ce soit à la cantine ou au restaurant, il y a toujours moyen de choisir des légumes à la place des frites, du poisson ou des grillades à la place des viandes en sauce. Vous ferez l'impasse sur le fromage et opterez pour un petit dessert diététiquement correct : un sorbet sans chantilly, une salade de fruits...

Si vraiment la nourriture de la cantine d'entreprise est mal équilibrée ou de qualité industrielle, rien ne vous empêche de préparer vos repas et de les emporter sur votre lieu de travail, voire de pique-niquer dans un parc.

Dans le chapitre « Alimentation », je vous apprendrai à confectionner des repas équilibrés à emporter. La mode des bentos a tout bon !

Au bureau, avez-vous pris l'habitude de consommer des gâteaux ou des barres chocolatées du distributeur lors de la pause-café ?

Dans le plan alimentaire type, une collation, sous forme de fruits frais de saison, est prévue dans la matinée et en fin d'après-midi. Ces collations vitaminées boosteront votre énergie et vous permettront de patienter jusqu'au repas suivant. Dégustez un ou deux fruits de saison lentement, en pleine conscience, en savourant chaque bouchée. Buvez votre café ou votre thé sans sucre ni édulcorant.

2. MANGEZ-VOUS TROP VITE,

sans mastiquer suffisamment ? Mangez-vous en regardant la télé ou devant votre ordinateur ? Êtes-vous stressé ? Avez-vous un bon coup de fourchette ?

Bien mastiquer est essentiel, mais bien souvent nous bâclons ce geste, car dans notre mode de vie actuel, tout doit aller vite, même manger !

À quoi sert-il de bien mastiquer ? La mastication permet de couper, déchirer et broyer les aliments. Sans ces actions préalables, la salive ne peut réaliser la dégradation initiale des aliments permettant une meilleure absorption des nutriments. Par exemple, une bouchée de pain bien mastiquée aura un goût sucré sous l'effet de la ptyaline, enzyme contenue dans la salive, signe de la prédigestion de son amidon. Comme vous le voyez, la digestion commence déjà dans la bouche.

Une bonne mastication permet de soulager les troubles digestifs. En effet, en mastiquant davantage, vous faciliterez le travail des enzymes digestives afin de réduire en bouillie les aliments en vue de leur digestion intégrale. Notre estomac n'est pas un sanibroyeur et les aliments non digérés qui atteignent le côlon subissent une fermentation par les bactéries, causant ainsi ballonnements, flatulences et maux de ventre.

Comment mieux mastiquer ? Ce n'est pas très compliqué. Il convient déjà d'être dans l'instant présent lorsque vous mangez. On ne mange pas devant la télé, car il est impossible d'être attentif à ce que l'on mange en regardant le petit écran. De plus, les informations, bien souvent négatives et stressantes, ne vous placent pas dans un climat serein nécessaire à une bonne digestion. En revanche, une musique douce créera une ambiance propice à la relaxation, ce qui vous aidera à manger de manière moins compulsive et à mieux assimiler votre repas. On ne profite pas non plus de l'heure des repas pour régler ses comptes avec son conjoint ou ses enfants, cela aurait pour conséquence de bloquer la digestion. Arriver détendu à table a également son importance. Au besoin, faites quelques respirations calmes, amples et profondes avant de passer à table. Cela vous aidera à installer le calme en vous et à aborder le repas en conscience. Mastiquez longuement chaque bouchée. Au besoin, posez vos couverts entre chaque bouchée, respirez le parfum du pain, d'une herbe aromatique...

Les avantages de la mastication sur la gestion du poids

Porter une attention accrue à la mastication permet de procurer plus de plaisir, car l'on apprécie davantage les saveurs des aliments. Pour vous en convaincre, faites l'expérience avec un carré de chocolat noir que vous laissez fondre contre votre joue ou sur la langue. Vos papilles vont sublimer toutes les saveurs et vous serez bien moins tenté de terminer la tablette. Prendre le temps de déguster chaque bouchée augmente la libération des arômes et des saveurs, rendant du même coup le repas plus agréable et plus satisfaisant, et diminuant ainsi l'envie de manger plus que nécessaire. Enfin, le seuil de satiété est atteint au bout de vingt minutes après le début du repas. Plus vous mangerez vite, plus vous aurez donc tendance à vous resservir. Plus les aliments seront mastiqués avant d'être avalés, plus votre cerveau comprendra rapidement que votre corps recevra l'énergie dont il a besoin. En effet, il a été démontré que les personnes qui mastiquent longuement sont rassasiées plus rapidement, baissant ainsi leur consommation de calories inutiles.

Il est aussi important de soigner le cadre du repas en dressant une jolie table, que vous ayez des invités ou que vous mangiez seul.

3. AVEZ-VOUS POUR HABITUDE DE GRIGNOTER ENTRE LES REPAS ? Si oui, à quel moment de la journée ? Devant la télé ?

Afin de comprendre ce qui vous pousse à grignoter, je vous recommande de noter dans un cahier toutes les prises alimentaires de la journée. Quand? Dans quel état d'esprit? Stress, fatigue, compensation? Nous verrons bientôt les différentes émotions en cause et comment compenser par d'autres biais que la nourriture.

Ayez toujours une bouteille d'eau faiblement minéralisée à portée de main et buvez un verre par petites gorgées toutes les heures. Si l'envie de grignoter vous taraude, prenez quelques respirations calmes, lentes, profondes et buvez un verre d'eau. Au besoin, respirez des huiles essentielles anti-fringales (cannelle de Ceylan, encens, cardamome, camomille romaine, girofle). En cas de sensation de faim, d'envie de grignoter, plutôt que de vous jeter sur le chocolat ou les chips, occupez-vous l'esprit, allez marcher, relaxez-vous, méditez, lisez, écoutez un morceau de musique, respirez calmement, profondément...

Les mauvaises habitudes prises quelquefois de longue date, comme grignoter systématiquement devant la télévision, doivent elles aussi être combattues. Dans ce cas, vous détendre sera la première indication (respiration, détente musculaire). Ensuite, cette notion de plaisir à grignoter peut être remplacée par la dégustation d'un délicieux thé vert aromatisé, d'une tisane parfumée ou d'un verre d'eau gazeuse agrémentée d'une rondelle de citron ou de quelques feuilles de menthe poivrée ou encore de verveine citronnée.

Équilibrez vos repas selon le plan alimentaire conseillé (protéines, légumes, féculents). Un manque de protéines, de fibres, de féculents peut pousser à manger entre les repas. Bannissez les plats cuisinés tout prêts réchauffés aux micro-ondes et les produits raffinés... Le fait de consommer une nourriture dévitalisée vous pousse à consommer davantage afin de répondre aux besoins de votre organisme en vitamines et minéraux.

Buvez régulièrement entre les repas, de l'eau, des tisanes, du thé vert, riche en polyphénols, qui possède un pouvoir antioxydant protégeant l'organisme du vieillissement cellulaire et a une action brûle-graisse qui augmente le métabolisme de base (dépense énergétique nécessaire à l'organisme au repos pour assurer sa survie : fonction cardiaque, respiratoire, digestive, élimination, renouvellement cellulaire...). Une tisane ou un thé parfumé dégusté à petites gorgées peut remplacer une gourmandise !

4. VOUS SENTEZ-VOUS OBLIGÉ À TOUT PRIX DE VIDER VOTRE ASSIETTE, voire de terminer celle de vos enfants, même si vous n'avez plus faim ?

La génération des enfants d'après-guerre a été formatée à vider son assiette, les parents ayant connu la disette sous l'Occupation.

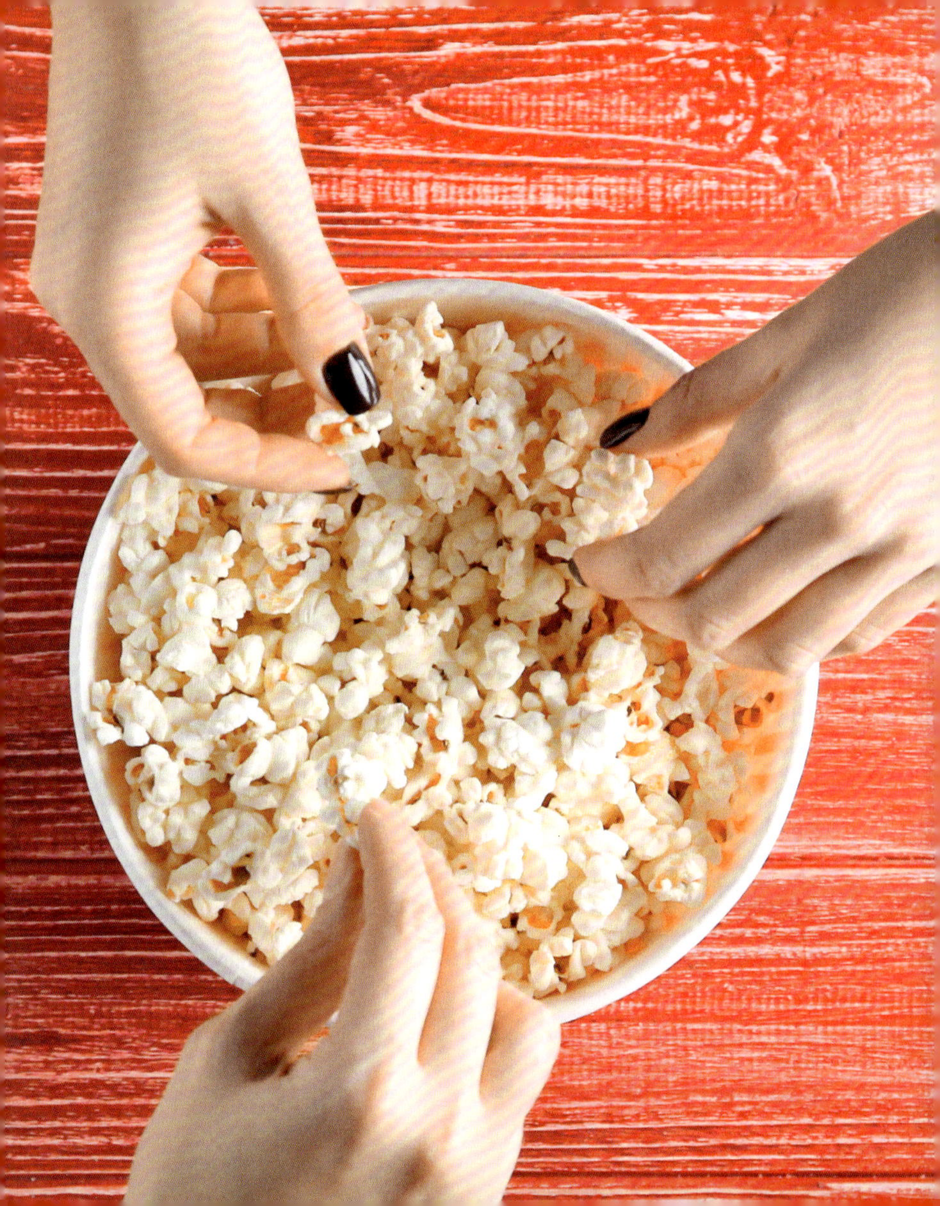

Que de fois avons-nous entendu : « Mange tant que tu as de la nourriture, tant que tu as de l'appétit. » Ou encore : « Tu ne peux gaspiller ta nourriture, songe à tous les petits enfants des pays pauvres qui meurent de faim. » Votre corps n'est pas une poubelle et le fait de vider votre assiette ne va pas donner du pain à ceux qui n'en ont pas ! Il vous faut vous débarrasser de ces idées reçues qui, par culpabilité, vous conduisent à manger au-delà de votre faim.

Si le fait de jeter la nourriture vous gêne, revoyez les quantités des repas que vous élaborez. Apprenez l'art d'accommoder les restes. Si votre assiette se doit d'être vide à la fin du repas, la parade consiste à réduire les quantités en chargeant moins votre assiette ou encore à vous servir dans une assiette plus petite.

5. VOTRE DÎNER EST-IL TROP COPIEUX, TROP TARDIF ?

Le dîner est souvent le seul repas que la famille prend en commun. Fréquemment, à midi, les enfants mangent à la cantine de l'établissement scolaire, les parents, sur leur lieu de travail. Le soir, la mère de famille (ou le père) a tendance à préparer un repas copieux voire, par manque de temps, des plats ou conserves à réchauffer. De plus, dans certains cas, le dîner est pris à une heure tardive, certains membres de la famille rentrant tard.

Vous trouverez dans le chapitre « Alimentation » des notions de chronobiologie (p. 115) et des idées pour préparer un dîner équilibré, allégé. Généralement, la dépense énergétique est faible en soirée et durant le sommeil et si le repas du soir est trop copieux, il sera stocké sous forme de graisse.

6. VOTRE PRISE DE POIDS EST-ELLE CONSÉCUTIVE À L'ARRÊT DU TABAC ?

Il faut savoir que lorsque l'on fume, la nicotine contenue dans le tabac agit en diminuant l'appétit, en augmentant les dépenses énergétiques et en ralentissant le stockage des graisses. Bref, elle agit un peu à la manière d'un coupe-faim. Lorsque vous arrêtez de fumer, vous pouvez compenser l'absence du geste en grignotant ou gérer votre anxiété par la nourriture. Enfin, l'arrêt du tabac s'accompagne, ce qui est une bonne chose, de la redécouverte des goûts et des odeurs des aliments, vous pouvez ainsi avoir plus d'attrait pour la nourriture.

Autant de facteurs qui font qu'il n'est pas rare de prendre du poids. Mais rien d'inéluctable, surtout si vous apprenez à rééquilibrer votre alimentation en suivant les conseils de ce livre et si vous vous remettez au sport. L'exercice physique sera facilité grâce à l'arrêt de la cigarette, le souffle redevenant peu à peu normal.

Mettez en place des stratégies pour éviter de fumer

Vous fumez aujourd'hui dans des circonstances plus ou moins nombreuses et variées. L'arrêt va faire changer vos habitudes, ce qui peut générer des signes de manque. Vous allez donc naturellement chercher à les compenser, et comme manger est une source de plaisir, il n'est donc pas surprenant que le besoin et l'envie de fumer se transforment parfois en prise alimentaire. Pour éviter cela, vous pouvez dès à présent réfléchir à l'ensemble des petites stratégies qui vous permettront de ne pas combler l'envie de fumer par de la nourriture : relaxation, exercices de cohérence cardiaque, activités sportives, loisirs, une tasse de thé, de tisane, de café, un verre d'eau.

Le sevrage

Envie de fumer, nervosité, anxiété, irritabilité, impossibilité de tenir en place, idées tristes, envie de manger et prises alimentaires à des moments où vous ne mangiez pas auparavant, fringales et augmentation des prises alimentaires aux repas... Si vous vous retrouvez dans une ou plusieurs de ces situations, votre organisme est peut-être en manque de nicotine. En effet, en arrêtant de fumer, votre corps est privé de la nicotine et donc de ses effets sur l'appétit, sur le stress...

L'apport de nicotine par traitement de substitution (patchs, gommes, inhaleurs, etc.) va soulager les effets du manque de cette substance. Sans effet délétère et sans entretenir la dépendance au tabac, elle va agir de la même façon sur votre métabolisme et freiner la prise de poids. Des séances d'acupuncture, d'autohypnose, de sophrologie sauront également vous aider durant cette période difficile de sevrage.
Des plantes pourront vous donner un coup de pouce dans la désaccoutumance tabagique.

- *Le kudzu*, pris en cure de trois semaines (éventuellement renouvelable après un arrêt d'une semaine) entraîne une diminution de la dépendance tabagique et alcoolique. Il a également une action sur le système nerveux, notamment la glande pinéale, ce qui explique son action calmante, antistress, voire antidépressive, tout comme le millepertuis.

- *La teinture mère d'avoine* (*Avena sativa* tiges), à raison de 40 gouttes dans un verre d'eau dix minutes avant les trois repas, permet la désaccoutumance tabagique et aura un effet antifatigue sur votre organisme.

- *Le millepertuis* est une plante employée en phytothérapie pour traiter les dépressions modérées. En effet, elle renferme des principes actifs (en particulier l'hyperforine, un flavonoïde) qui stimulent la production de sérotonine (un neuromédiateur impliqué dans la régulation de l'humeur et de la motivation), de dopamine et de noradrénaline. Une étude en laboratoire a révélé que le millepertuis aide à vaincre la dépendance à la nicotine. De nombreux témoignages d'ex-fumeurs confirment que le millepertuis est une aide certaine dans les premières semaines de sevrage au tabac.

- *L'homéopathie :* prenez 2 granules de Lobelia Inflata 5 CH, Argentum Nitricum 9 CH, Caladium 5 CH, Gelsemium 9 CH et

Nux Vomica 5 CH, à chaque fois que l'envie de fumer vous gagne. Plus pratique, vous pouvez demander à votre pharmacien de faire préparer ces remèdes dans un seul et même tube par le laboratoire homéopathique. Prenez alors 3 granules à chaque prise.

- *Les élixirs floraux :* il existe un complexe d'élixirs floraux composé de 5 plantes, nommé Désaccoutumance (aigremoine, prunus, clématite, olivier et noyer) et utilisé pour le sevrage tabagique. Cet élixir vous aidera à trouver la force nécessaire pour prendre l'initiative de vous libérer d'une addiction et de partir ainsi avec de nouvelles habitudes de vie plus saines.

Attention, les remèdes homéopathiques et les élixirs floraux ne supportent pas le contact du téléphone portable ou la proximité d'une box wi-fi ou d'un ordinateur, qui les videraient de tout effet thérapeutique.

7. SOUFFREZ-VOUS DE TROUBLES métaboliques (diabète, dysfonctionnement de la thyroïde…) ? De syndrome prémenstruel, de troubles de la ménopause, de troubles digestifs ?

Le diabète de type 2 :
Des études ont démontré que l'augmentation galopante de l'obésité à travers le monde est associée à un accroissement parallèle du diabète de type 2. En outre, plus de 60 % des diabétiques de type 2 sont obèses. La graisse abdominale est particulièrement incriminée.

Le phénomène hyperglycémie/hypoglycémie pousse à manger entre les repas et à préférer une nourriture de saveur sucrée. S'il est important dans la conduite d'un programme alimentaire visant à réduire la prise de poids de privilégier les glucides à index glycémique bas, cela s'avère primordial en cas de diabète. Nous verrons en détail dans le chapitre «Alimentation », p. 88, quels glucides privilégier.

La cause fondamentale du diabète de type 2 est le grignotage entre les repas et l'ingestion de boissons sucrées. Sucreries, pâtisseries et sodas consommés entre les repas font la genèse du diabète, car les sucres sont très rapidement transformés en glucose. La hausse du taux de glucose dans le sang provoque la libération d'insuline produite par le pancréas. L'insuline régule le métabolisme du glucose et fait pénétrer celui-ci dans les cellules afin de ramener rapidement la glycémie à une valeur normale. Répétée à longueur de journée, chaque hypoglycémie sollicitera le pancréas et sa sécrétion d'insuline. Ces sollicitations antiphysiologiques répétées conduiront inexorablement à un état de pré-diabète, puis de diabète de type 2 par épuisement du pancréas.

L'ingestion de sucre en fin de repas présente moins d'inconvénients, car le passage du glucose dans le sang sera alors plus progressif.

On constate de plus en plus de diabète chez les grands consommateurs de produits laitiers. Contrairement aux autres protéines, les protéines lactées ne sont pas intégralement digérées et elles permettent alors le passage dans le sang d'une quantité importante de macromolécules jouant un rôle inflammatoire, voire auto-immune, vraisemblablement à la base de nombreux diabètes.

Face à un diabète de type 2, on devrait toujours, en première intention, suivre un plan alimentaire adéquat riche en fibres, privilégier les aliments à index glycémique faible et instaurer un programme d'exercice physique quotidien. Généralement, une perte de poids liée à un réglage alimentaire spécifique et à de l'exercice physique régulera la glycémie.

Compléments alimentaires : prenez au cours des trois repas une gélule de Berbérine Solaray. Au petit-déjeuner, avalez un comprimé de Picolinate de chrome Solaray dosé à 25 mcg. En gemmothérapie, vous pouvez prendre 15 gouttes de bourgeons de genévrier et 15 gouttes de bourgeons de noyer dans un peu d'eau dix minutes avant le petit-déjeuner.

Prenez chaque jour, trente minutes avant le dîner, soit une poignée de myrtilles, soit un demi-verre de jus de myrtilles.

L'hypothyroïdie :

Entre autres, la glande thyroïde contrôle le niveau de dépense énergétique du corps en agissant sur le métabolisme de base, ce qui a un rapport déterminant avec votre poids. Lorsque l'on parle d'hypothyroïdie, il s'agit d'une insuffisance de production d'hormones thyroïdiennes entraînant un ralentissement de tout l'organisme. Le corps dépense moins d'énergie, ce qui a pour effet de stocker davantage de graisses et d'entraîner une prise de poids quelquefois importante sans que vous mangiez pour autant de façon inconsidérée. En plus de la prise de poids, l'hypothyroïdie peut favoriser des œdèmes liés à la rétention d'eau et augmenter les symptômes consécutifs à la ménopause.

Les personnes souffrant d'hypothyroïdie éprouvent d'autres symptômes que la prise de poids : fatigue permanente, manque d'entrain, frilosité, crampes musculaires fréquentes, troubles de la mémoire, tendance à la dépression, sautes d'humeur, cheveux et ongles cassants, problèmes de peau...

Si vous ne parvenez pas à maigrir malgré une réduction de l'apport calorique et que vous êtes sujet à certains symptômes décrits ci-dessus, voyez votre médecin traitant et demandez un dosage sanguin des T3/T4.

Au niveau alimentaire, des produits de la mer chargés d'iode peuvent avoir un impact sur la stimulation de la thyroïde. Veillez à mettre chaque jour l'un des aliments suivants dans votre assiette : huîtres, moules, crustacés, poissons gras (maquereaux, harengs, sardines, saumon), tartare d'algues (en boutique bio), haricots verts, noix. Salez au sel de mer non raffiné. En revanche, évitez de consommer trop souvent soja, navets et choux, notamment crus, qui ralentissent l'activité de la thyroïde. Des compléments alimentaires à base d'algues marines ou de poudre d'huîtres portugaises lyophilisées peuvent améliorer le fonctionnement de la thyroïde.

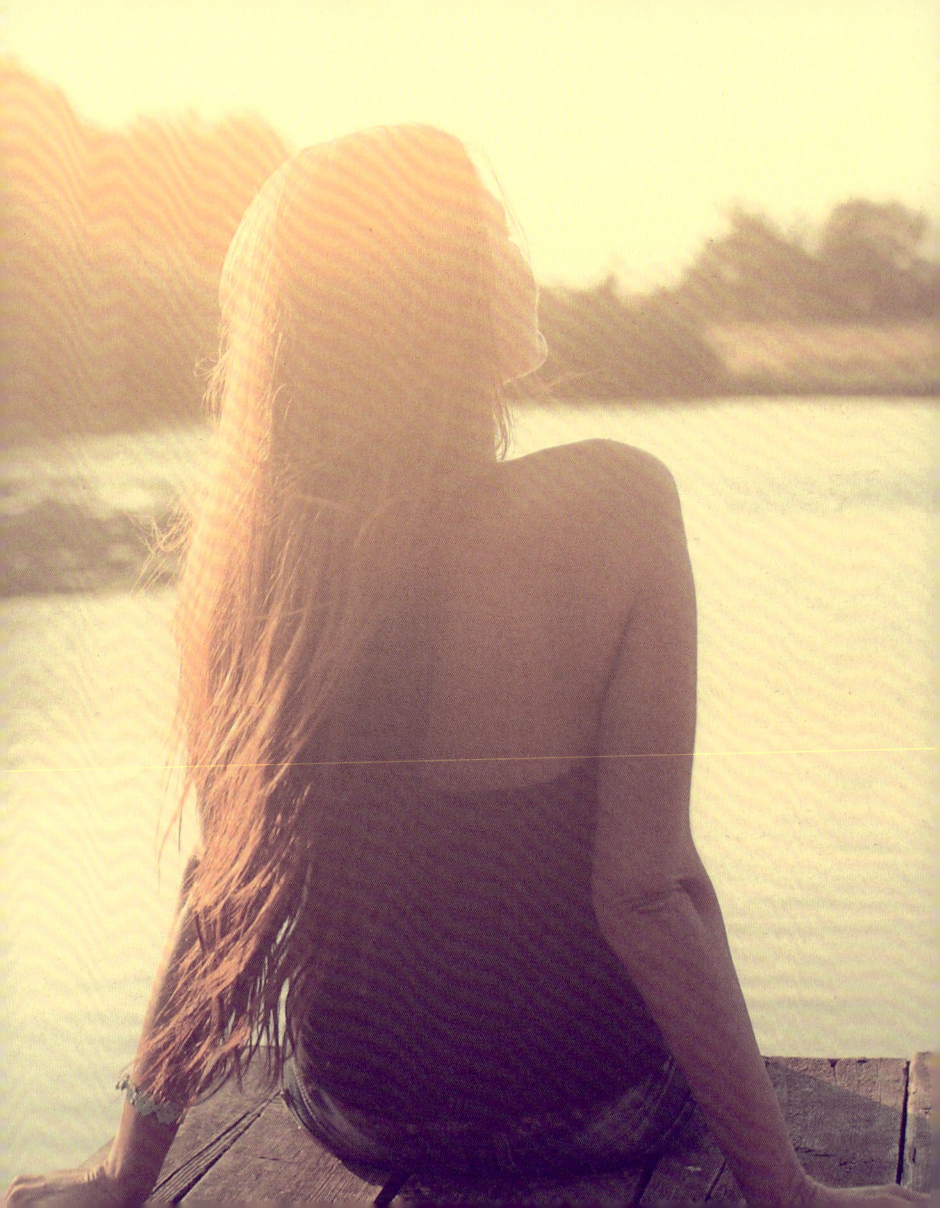

Bien souvent, les personnes présentant une insuffisance de la thyroïde sont fatiguées en permanence, ce qui ne les encourage pas à faire de l'exercice physique. De plus, la tendance à la déprime favorise le grignotage. Craignant souvent la prise de poids, les sujets atteints d'hypothyroïdie se mettent alors au régime, ce qui a pour effet de dérégler davantage leur métabolisme de base. Les clefs de la réussite : alimentation et compléments alimentaires riches en iode, relaxation et activité physique régulière.

Réflexologie: la zone réflexe de la thyroïde se trouve dans le pli sous les gros orteils. Également hypophyse, hypothalamus (pulpe des gros orteils), surrénales. Le mieux serait de vous procurer une carte de réflexologie plantaire afin d'apprendre à situer les zones réflexes. Appuyez deux minutes sur chaque zone une fois par jour.

Automassage: à l'aide des deux pouces, remontez en tournant en rond depuis la base du cou, le long de la trachée et de l'œsophage jusque sous le menton, trois fois de suite matin, midi, soir.

Le syndrome prémenstruel

30 à 40 % des femmes souffriraient de syndrome prémenstruel. Les variations hormonales bouleversent le cycle féminin. Excès d'œstrogène, carence en progestérone ont une incidence sur la rétention d'eau. La fluctuation hormonale couplée à une baisse de la sérotonine, un neurotransmetteur, a une incidence sur l'appétit et provoque des sautes d'humeur prédisposant au grignotage. Les petites fringales sont fréquentes et se transforment quelquefois en grignotages compulsifs.

Afin d'être bien dans votre assiette en seconde phase de votre cycle menstruel, misez sur les acides gras essentiels en augmentant les oméga-3 dans vos repas (poissons dits gras, noix, mâche, huile de noix, colza ou lin).

Supplémentez-vous en gélules d'huile d'onagre et de bourrache à raison d'une gélule dosée à 500 mg par jour, en vitamine B6, en magnésium, gattilier ou alchémille ou encore achillée millefeuille. Ces compléments alimentaires sont recommandés de la date de l'ovulation jusqu'au troisième jour des règles.

Réduisez votre consommation de sel afin de minimiser la rétention d'eau. Relaxez-vous.

Réduisez votre consommation de sel afin de minimiser la rétention d'eau. Relaxez-vous.

Ménopause et prise de poids

À la ménopause, une femme sur deux se plaint d'avoir pris du poids. Mais saviez-vous que le gras acquis à cette période de votre vie peut vous rendre service ? En effet, cette graisse se transforme en une hormone produite par les glandes surrénales, en œstrogènes dans le tissu gras, et joue véritablement un rôle hormonal d'appoint. Ce qui veut dire que plus il y a de tissus gras, plus il y a d'œstrogènes d'appoint en circulation et moins il y aura de symptômes de la ménopause !

Avec l'âge, la production de l'insuline et du cortisol tend à augmenter, favorisant ainsi la production de masse graisseuse, plus particulièrement au niveau du ventre et de la taille. La testostérone et l'hormone de croissance, quant à elles, diminuent. Résultat, il y a une fonte musculaire, et qui dit moins de muscles dit davantage de gras et moins de calories brûlées, puisque la masse maigre brûle plus de calories que la masse grasse.

La prise de poids, lorsque l'on prend de l'âge, est aussi fortement liée au ralentissement du métabolisme de base. Il devient évident qu'une femme ménopausée devrait réduire un peu ses apports alimentaires et surtout continuer, voire reprendre une activité physique régulière, et ceci pour plusieurs raisons : augmentation de la masse musculaire, du métabolisme de base, de la dépense énergétique et en prime, amélioration du tonus, lutte contre les maladies cardiovasculaires et le diabète, entretien d'une ossature solide.

Voilà pourquoi il est important, pour limiter la prise de poids lors de la ménopause, de surveiller vos apports énergétiques et de pratiquer régulièrement une activité physique, aussi bien pour augmenter vos dépenses caloriques que pour entretenir votre corps.

Troubles digestifs et prise de poids

Nous avons vu qu'une bonne mastication est garante d'une digestion optimale. En cas de constipation, il convient d'augmenter la teneur en fibres des aliments et de boire suffisamment d'eau. À cela s'ajoute la nécessité de faire de l'exercice physique afin de renforcer le péristaltisme intestinal.
Manger en état de stress peut entraver la digestion. N'oubliez pas que votre intestin est considéré comme votre second cerveau. Apprenez donc à gérer votre stress, à vous détendre, notamment avant de passer à table. Certains aliments tels que les glucides en excès, les mauvaises graisses, la charcuterie et les viandes rouges, les laitages, les fruits crus pris aux repas, le gluten peuvent se révéler indigestes. Lors d'une dysbiose intestinale (perturbation de la flore intestinale ou microbiote), les bactéries vont transformer les sucres non absorbés en alcool et en acides gras à chaîne courte (acides acétique, propionique et butyrique). Les acides acétiques et propioniques seront stockés dans le foie et favoriseront la graisse abdominale et, par conséquent, le syndrome métabolique (diabète, maladies cardiovasculaires...).

Prise de poids due aux effets secondaires de certains médicaments

Quelquefois, un excès pondéral inexpliqué trouve sa source dans votre armoire à pharmacie. Un traitement médicamenteux est rarement sans effets secondaires et la prise de poids peut en faire partie. Sont particulièrement incriminés les anti-inflammatoires stéroïdiens comme les corticoïdes, qui favorisent la rétention d'eau. Certains psychotropes, notamment des antidépresseurs, provoquent des changements hormonaux en modifiant l'équilibre chimique du cerveau. Certains traitements hormonaux sont également mis en cause : pilules contraceptives, traitement de la stérilité...

Si vous devez suivre ces traitements sur le long terme, il vous faudra être particulièrement attentif à votre équilibre alimentaire et favoriser la diurèse.

8. FAITES-VOUS SUFFISAMMENT D'EXERCICE PHYSIQUE ?

La régulation du poids est liée à un facteur tout aussi important que l'alimentation et la gestion du stress, mais quelquefois négligé, à savoir une activité physique régulière. Je développerai cet aspect dans le chapitre sur l'importance de l'exercice physique, p. 72.

9. AVEZ-VOUS L'IMPRESSION DE MANGER PAR COMPENSATION afin de remplir un vide affectif, parce que vous êtes stressé, fatigué, par ennui ?

Nous verrons dans le chapitre « L'aspect psycho-émotionnel dans la prise de poids » que nous avons tendance à « manger nos émotions », en d'autres termes, à compenser nos frustrations, nos états d'âme par la prise inconsidérée de nourriture. Nous verrons également comment faire face à nos manques par une réponse adéquate.

10. À QUAND REMONTE VOTRE PRISE DE POIDS ? QUE S'EST-IL PASSÉ À CE MOMENT-LÀ ?

Un gros stress émotionnel, un deuil, une séparation... peuvent modifier votre façon de vous alimenter. Certaines personnes ont l'appétit coupé et maigrissent alors que d'autres se consolent en grignotant ou en mangeant au-delà de leur faim... et grossissent. Il est primordial, lorsqu'une modification importante de poids est survenue, de rechercher si un choc émotionnel n'est pas à l'origine de ce changement. Comprendre suffit quelquefois à débloquer la situation. Si la prise de conscience ne s'avère pas suffisante, faites-vous aider par un psychologue, un hypnothérapeute ou un sophrologue. Le chapitre « L'aspect psycho-émotionnel dans la prise de poids », p. 38, devrait vous aider à mettre en lumière les mécanismes de somatisation.

Faim ou fringale ?

COMMENT ARRIVER À CERNER VOS VÉRITABLES BESOINS jusqu'à présent confondus avec la fringale ?

La dimension psychologique est présente en permanence dans la genèse d'une surcharge pondérale, aussi bien dans son origine que dans ses conséquences. Si vous avez du mal à comprendre les raisons de votre surpoids, le risque d'échec est important, car il n'est pas toujours évident d'identifier vos véritables besoins.
Jusqu'à présent, vous avez souvent compensé vos besoins par une prise alimentaire. Cette programmation remonte à l'époque du berceau. Lorsqu'étant bébé vous pleuriez, ne sachant exprimer par des mots un besoin, un mal-être (que maman me prenne dans ses bras, me change la couche, j'ai des coliques, une poussée dentaire, j'ai soif, je ne veux pas dormir, ne pas être isolé…), la réponse était souvent un biberon de lait ou, pire, d'eau sucrée (pour la génération des plus de 50 ans). Plus tard, c'était le bonbon consolateur lorsque vous vous écorchiez le genou, ou la récompense quand vous étiez sage ou courageux chez le dentiste… Le lien stress, soucis, tracas, etc., avec la nourriture, de préférence sucrée, est une évidence. Maintenant que vous êtes adulte et capable de nommer vos besoins, vous avez la possibilité d'y répondre différemment. Vos besoins sont souvent vitaux et il est nécessaire de les écouter et d'apporter la solution adéquate. Ce n'est certainement pas en ignorant vos besoins fondamentaux et en grignotant sans faim et sans fin que vous allez améliorer la situation !

Vous confondez besoin de vous reposer avec besoin de sucreries ou autres excitants (café, cigarette, alcool, sodas…).
Réfléchissez ! Au cours de combien de situations vécues au quotidien vous êtes-vous jeté sur une tasse de café assortie d'un paquet de gâteaux ou d'une tablette de chocolat afin de tenir le cap, ou lorsque la tension nerveuse est à son comble, quand il faut boucler un dossier, ou que les devoirs des enfants, les tâches ménagères, le dîner à préparer vous tendent les bras au retour du boulot alors que vous êtes déjà exténué ?
Ne pensez-vous pas que, dans ce cas, la solution adéquate serait un petit moment de détente ? Reprenez votre souffle en respirant quelques instants calmement, lentement, profondément ; octroyez-vous un temps de relaxation en écoutant un morceau de musique ; prenez une douche et enfilez une tenue confortable avant de vous lancer dans vos tâches ménagères…

Vous vous sentez seul, mal compris et vous comblez cette sensation de solitude en mangeant.

Peut-être demandez-vous trop aux autres, notamment de vous rassurer et de combler tous les manques générés dans votre enfance ? Dans un couple, en plus de partager des moments de loisirs, il demeure important que chacun des partenaires garde une activité qui lui soit propre, dans laquelle il puisse s'épanouir seul. De ce fait, l'autre n'est pas responsable des moments de solitude. Vivre ensemble ne doit pas être synonyme de dépendance à l'autre.

Vous mangez par ennui.

Qu'est-ce qui vous ferait envie, là, maintenant ? Une balade, un après-midi shopping, la lecture d'un bon livre, un film, voir vos amis, votre famille, planifier vos vacances ou une sortie, démarrer un projet, trouver une activité ?

Vous êtes en manque de reconnaissance et vous vous jetez sur le premier paquet de chips qui vous tombe sous la main.

Votre chef hiérarchique n'a pas apprécié votre travail à sa juste valeur. Votre partenaire n'a pas remarqué que vous étiez allé chez le coiffeur, vos invités ne vous ont pas complimenté pour le dîner ou la superbe déco de table que vous aviez pourtant mis des heures à concocter, votre voisine trouve normal que vous lui ayez apporté votre aide dans une situation difficile pour elle.

C'est certain, un compliment, un merci font toujours du bien. Mais n'êtes-vous pas en attente permanente de signes d'approbation parce que vous manquez de confiance en vous, pour vous sentir exister, être reconnu ?

Soyez conscient de vos valeurs, d'avoir fait de votre mieux et ayez l'esprit tranquille quelle que soit la réaction des autres. Si vous rendez service, c'est parce que vous le faites de bon cœur et non pour avoir quelque chose en retour, sinon gare à la désillusion !

Vous comblez un vide affectif en grignotant des douceurs tout au long de la journée.

Vous ne pouvez pas attendre de l'autre qu'il comble vos vides intérieurs. Il faut avant tout être en mesure de combler ses besoins par soi-même. Ce n'est qu'à cette condition que vous serez en mesure d'instaurer une relation saine et harmonieuse. Si vous n'êtes pas en couple, sachez qu'une personne heureuse attire le regard des autres. Donc, encore une fois, soyez aimant envers vous-même, les autres vous le rendront.

Vous êtes inquiet, anxieux, vous ne vous sentez pas en sécurité et la nourriture vous rassure ?

D'où provient cette angoisse, cette peur ? Savez-vous l'identifier ? Que pouvez-vous mettre en œuvre afin de vous rassurer, de gagner en assurance ?

Les airbags de graisse ne vous protégeront pas du monde extérieur, donc il ne sert à rien de vous transformer en bonhomme Michelin, de compter sur l'excès de nourriture afin d'anesthésier vos peurs, d'étouffer vos émotions. Elles ressurgiront encore et encore si vous ne les affrontez pas.

Vous vous sentez triste, vous devez faire le deuil d'une personne proche, d'une situation qui vous a échappé et vous comblez ce vide en mangeant.

Il n'y a pas de miracle, il faut du temps pour faire son deuil. En attendant, comment pouvez-vous compenser ce gouffre qu'est la perte d'un être cher ? Qu'est-ce qui pourrait vous apporter une consolation, maintenant, tout de suite ? Qu'est-ce qui peut vous rendre votre joie de vivre ? Même si l'horizon vous semble bien sombre, un matin, pourtant, vous vous rendrez compte que les oiseaux chantent, que dehors il fait beau. Ce sont souvent des petits riens qui vous ramènent à la vie, il faut s'y accrocher !

Vous réagissez à la frustration, aux contrariétés, à la colère en vous gavant de friandises pour vous calmer.

Au lieu d'exprimer votre contrariété (car cela ne se fait pas, n'est-ce pas ?) puisqu'on vous l'a interdit petit ou parce que vous redoutez la violence verbale en retour (c'est malheureusement souvent le cas des femmes), vous allez ravaler cette colère à coup d'ingestion alimentaire compulsive afin de taire votre souffrance, de ne surtout pas faire de vagues ! Quand vous sentez la marmite pleine et que vous mettez vite un couvercle dessus pour contenir cette colère, vous étouffez littéralement et vous finissez par culpabiliser de votre manque de réactivité, de vous laisser faire, de laisser à l'autre le droit de vous humilier, de vous piétiner sans vergogne. Personne n'a de droit sur vous. Il faut réagir, mettre un frein à la perversion de l'autre.

Quelle perte d'énergie, quel mal-être à ne pas répondre à vos besoins réels, à ne pas chercher les vraies réponses à vos problèmes. Vous empiffrer ne réglera jamais la situation ! Tant que vous n'arriverez pas à différencier vos émotions, à démêler les situations difficiles qui vous barrent la route, vous n'aurez à votre disposition qu'une solution pour compenser : manger et manger encore. Il y a forcément d'autres réponses à ces perturbations émotionnelles qui vous submergent, il ne tient qu'à vous de les trouver et de prendre le taureau par les cornes une fois pour toutes.

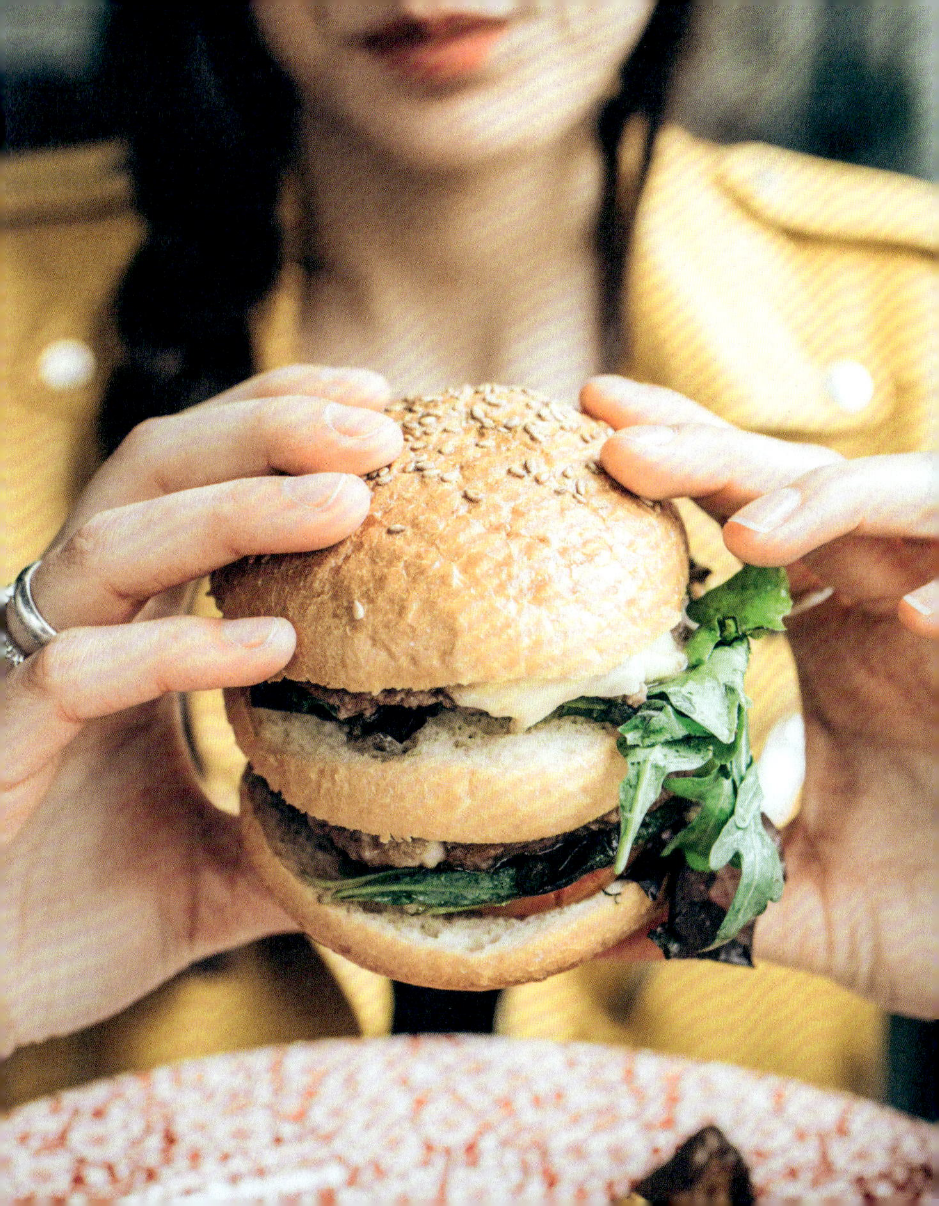

L'aspect psycho-émotionnel dans la prise de poids

Si vous souffrez d'une surcharge pondérale, il y a fort à parier que vous ne mangez pas seulement pour nourrir votre corps. Vous le faites aussi, en partie, pour répondre à des pulsions émotionnelles dont vous n'êtes que vaguement, voire pas du tout, conscient et, ce, souvent depuis votre plus tendre enfance. Ces pulsions alimentaires peuvent relever d'un seul facteur ou, le plus souvent, être multifactorielles : sentiment de rejet, manque d'amour, humiliation, trahison, injustice...

Dans d'autres circonstances, une jeune fille peut, si elle a eu une expérience malheureuse, mettre inconsciemment en place des rondeurs, véritables airbags, comme une barrière de protection à l'encontre des hommes. Dans ce cas, elle se laisse grossir pour se protéger des hommes, pense-t-elle, car dans sa tête, aucun homme ne s'intéressera à une femme aux formes disgracieuses.

Dans tous les cas, vous devez prendre conscience de vos problèmes affectifs particuliers. Cette prise de conscience est primordiale pour obtenir un résultat dans la durée. À partir du moment où vous comprendrez pourquoi vous réagissez à la nourriture comme vous le faites, il deviendra plus simple d'utiliser les outils appropriés afin de gommer les émotions négatives à l'origine de votre surpoids. Il est en votre pouvoir de changer à tout moment les émotions qui surgissent, car c'est uniquement d'elles que viennent vos blocages et votre comportement alimentaire compulsif.

Dans votre enfance, vous avez été conditionné par vos parents, vos enseignants, votre cercle familial, local... qui ont forgé votre personnalité. Ces conditionnements sont ancrés en vous comme des certitudes, véritables croyances qui, bien souvent, sont devenues obsolètes et constituent un frein à évoluer librement. Il est important de vous affranchir de ces conditionnements orchestrés depuis votre plus jeune âge, comme par exemple les idées suivantes : « Il faut vider ton assiette, pense à ces petits Éthiopiens qui meurent de faim » ou « Tu es nul, tu n'arriveras jamais à rien. » Vous réalisez la culpabilité que peuvent engendrer ces remarques chez un enfant qui prend pour parole d'Évangile tout ce que les adultes référents (parents, enseignants) peuvent lui dire ?

L'adulte doit apprendre à lutter contre ce type de remarques toxiques, car l'esprit critique fait souvent défaut chez les bambins. Comme le précise Jean-François Bernardini, auteur, compositeur et chanteur du groupe corse I Muvrini : « Fais bien attention aux paroles que tu prononces car elles pourraient tomber dans le cœur de quelqu'un de plus pur que toi, et il devra les porter toute sa vie. »

Pour cesser de culpabiliser, il faut mettre fin à l'autocondamnation qui paralyse vos actions, souvent de façon totalement inconsciente. Arrêtez de vous blâmer, de vous reprocher toutes sortes de défauts et d'erreurs. Vous n'êtes pas responsable de ces sentiments négatifs tapis dans votre subconscient depuis l'enfance. En revanche, si vous n'agissez pas après en avoir pris conscience, vous devrez en assumer la responsabilité. Apprenez à contrôler votre esprit et votre esprit contrôlera votre corps. Différentes méthodes pourront vous être d'une grande utilité. Je pense à l'hypnose et à l'autohypnose (renseignez-vous sur la crédibilité et la notoriété du thérapeute, vous devez être en confiance), à la sophrologie, à l'Ho'Oponopono (les ouvrages de Nathalie Bodin-Lamboy sauront vous éclairer facilement sur la méthode).

LES EXERCICES D'AUTOHYPNOSE

Soyez conscient que votre esprit pense en images et se représentera toujours votre corps à partir de l'image que votre subconscient aura enregistré de vous. Le but est de radier cette image que vous avez de vous pour la remplacer par une autre qui vous mettra en valeur. Et, soyez-en convaincu, à partir du moment où cette nouvelle image de vous sera bien ancrée dans votre esprit, votre corps commencera à s'en rapprocher de plus en plus, puisqu'il a la capacité de transformer en réalité physique les projections programmées par votre mental, tout cela sans efforts. Il vous suffit de vous visualiser tel que vous désirez devenir dans un laps de temps programmé (vos objectifs doivent bien sûr être raisonnables dans le temps imparti !). Et n'oubliez pas : « Toute idée acceptée se transforme en acte. »

Essayez maintenant de ressentir votre état d'esprit lorsque vous vous projetez dans la réussite. Quelles émotions éprouvez-vous ? De la joie, de la satisfaction, de l'assurance, de la fierté... ?

Pour cesser de culpabiliser, il faut mettre fin à l'autocondamnation qui paralyse vos actions.

Projetez-vous dans votre nouveau moi. Lorsque vous éprouverez ces émotions positives, procédez à un ancrage (par exemple, posez l'index sur la pulpe du pouce et serrez fort). Gardez le geste quelques instants en amplifiant votre ressenti de bien-être dans votre nouveau moi. L'association de la sensation émotionnelle agréable et du geste physique va créer cet ancrage. À chaque fois que vous doutez de vos capacités à garder le cap, ou que l'éclair au chocolat dans la vitrine du pâtissier vous fait de l'œil, reproduisez ce geste qui vous rappellera votre motivation. Notez également dans votre cahier tout ce que vous ressentez de positif dans cette projection idéale de vous-même.

LE MIROIR

Chaque matin et chaque soir, lors de votre passage dans la salle de bain, regardez-vous droit dans les yeux, face à votre miroir. Souriez-vous et dites-vous à haute voix : « Je t'aime. » Ce ne sera pas très simple au début (il vaut mieux vous assurer que vous soyez seul !). Soyez convaincant lorsque vous prononcez ces mots. Ils ont une grande importance.
Une astuce : vous pouvez épingler un bristol sur lequel vous avez écrit cette affirmation dans votre placard à victuailles. Chaque fois que vous serez tenté par des petites douceurs pour compenser stress et autres vagues à l'âme, vous lirez ces mots et constaterez peut-être que cette déclaration d'amour vous aidera à renoncer aux sucreries qui jusqu'à présent vous consolaient. En substituant l'amour que vous vous portez au grignotage, vous arriverez peu à peu à gagner la bataille.

AUJOURD'HUI, JE DÉCIDE DE MINCIR !

Voici un exercice à faire une fois par jour, de préférence au coucher.

L'ANCRAGE

En position assise, mettez-vous dans un état de relaxation. Prenez 3 respirations amples, calmes et profondes. Détendez-vous. Relâchez vos muscles.
Regardez droit devant vous, sans bouger les yeux, en prêtant attention à garder une vision périphérique (qui aide à se concentrer et à calmer ses pensées).
Prenez 3 respirations lentes, calmes et profondes, en forçant sur l'expiration.
Écoutez. Entendez les bruits qui parviennent à vos oreilles, ils sont là sans pour autant vous déranger. Ne vous y accrochez pas, laissez-les passer.
Prenez 3 respirations lentes, calmes et profondes.
Fermez les yeux. Laissez-vous glisser vers une somnolence hypnotique, un état de bien-être.
Ressentez : prenez maintenant conscience du poids de votre corps, de ses points d'appui sur le siège. Laissez-vous glisser plus profondément dans cet agréable état de somnolence.
Reprenez encore une fois 3 respirations amples, calmes et profondes.
Vos yeux se ferment encore plus fort, votre

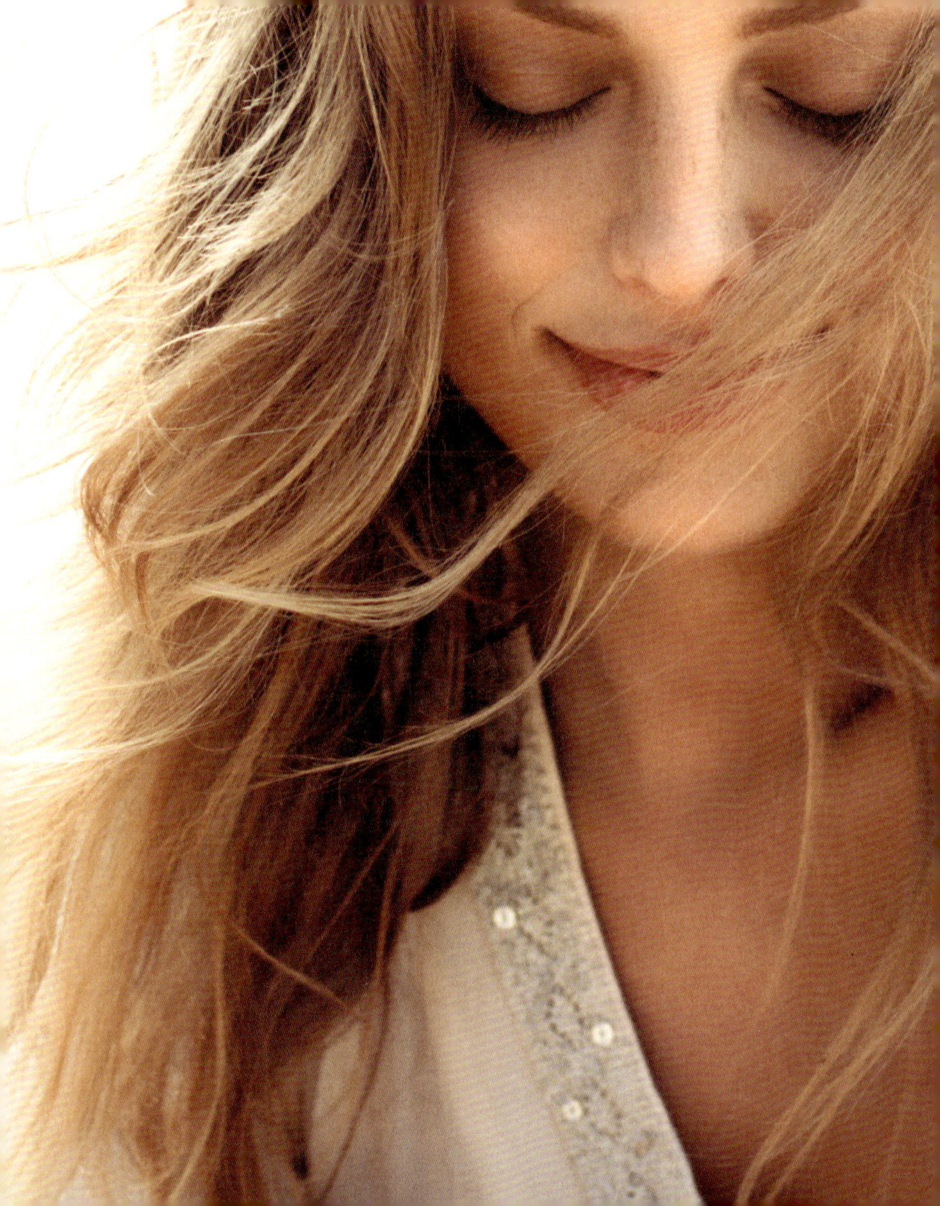

tête se penche doucement vers l'avant en même temps que le sommeil hypnotique s'installe. Levez doucement une main devant vous. Vous remarquez que ce geste se fait sans effort. Relâchez.

Maintenant, dites : « Aujourd'hui, je décide de mincir, de retrouver mon poids de forme. »

Sur un écran de cinéma, voyez-vous mince, souriant, en pleine forme, dynamique.

Approchez-vous de plus en plus près de cet écran, jusqu'à entrer dans l'écran et prendre la place de votre « moi mince ».

Ressentez la satisfaction d'avoir minci, d'être tonique, souriant, en super forme.

Maintenant, vous allez ancrer cette sensation de satisfaction d'avoir atteint votre but, de vous sentir mince, en pleine forme. Pour cela, serrez votre index sur la pulpe de votre pouce en vous imprégnant de cet état de grâce.

Dites : « Aujourd'hui, je décide de mincir, de retrouver mon poids de forme. Jour après jour je mincis, je me sens de mieux en mieux, je me rapproche chaque jour davantage de mon poids de forme. »

LE CERCLE DE POUVOIR

Asseyez-vous confortablement dans un état de relaxation. Prenez 3 respirations amples, calmes et profondes. Détendez-vous. Relâchez vos muscles.

Regardez droit devant vous, sans bouger les yeux, en veillant à garder une vision périphérique (qui aide à se concentrer et à calmer ses pensées).

Prenez 3 respirations lentes, calmes et profondes, en forçant sur l'expiration.

Écoutez. Entendez les bruits qui parviennent à vos oreilles, ils sont là sans pour autant vous déranger. Ne vous y accrochez pas, laissez-les passer.

Prenez 3 respirations lentes, calmes et profondes. Fermez les yeux. Laissez-vous glisser vers une somnolence hypnotique, un état de bien-être.

Ressentez : prenez maintenant conscience du poids de votre corps, de ses points d'appui sur le siège. Laissez-vous glisser plus profondément dans cet agréable état de somnolence.

Reprenez encore une fois 3 respirations amples, calmes et profondes.

Vos yeux se ferment encore plus fort, votre tête se penche doucement vers l'avant en même temps que le sommeil hypnotique s'installe. Levez doucement une main devant vous. Vous remarquez que ce geste se fait sans effort. Relâchez.

« Derrière moi, il y a l'ancienne version de moi. » Visualisez-vous en surpoids et ce qui a fait que vous en êtes arrivé là. Prenez quelques respirations calmes, lentes, profondes.

« Devant moi, il y a la nouvelle version de moi. » Cette fois-ci, visualisez-vous dans votre corps idéal. Ressentez la satisfaction d'avoir réussi. Voyez-vous svelte, dynamique, souriant.

« Au milieu, se trouve mon corps, qui va osciller du modèle passé au modèle à venir, modèle que je veux atteindre. » Le balancement d'arrière en avant va s'intensifier jusqu'à ce que le corps soit emporté en avant en faisant un pas.

Cet exercice est très puissant, il vous aidera à franchir le pas dans votre démarche minceur.

L'importance de la gestion du stress

Le stress fait partie de votre vie et peut être autant un moteur qu'un frein à vos actions. Tout dépend de la manière dont vous le canalisez. Le souci est que, dans notre civilisation, nous assistons à un développement des facteurs de stress et que nous avons de plus en plus de difficultés à maîtriser ces situations. La faculté d'adaptation de notre organisme est trop sollicitée car, à force d'accumuler les tensions, nous ne sommes plus en mesure de récupérer. Beaucoup de personnes se trouvent ainsi en état de stress chronique. Or, votre corps n'est pas programmé pour être en état de stress permanent. Il a besoin de se régénérer. Mais vous accumulez les tensions et, bien souvent, vous vous trouvez encore à un haut niveau de stress lorsqu'un nouveau facteur survient, provoquant une nouvelle décharge d'adrénaline. Ces situations répétitives vous épuisent.

QUEL EST LE MÉCANISME DU STRESS DANS LA PRISE DE POIDS ?

Face à une situation stressante, notre corps se met en action.

Dans un premier temps : palpitations, chute de la tension artérielle, faiblesse musculaire (qui n'a jamais eu les jambes qui flagellent ou la sensation d'être comme paralysé quelques instants ?), frissons, élévation du taux de sucre dans le sang. Puis l'organisme se ressaisit et met en route tout un système de défense : le cœur bat plus vite, la respiration s'accélère, la tension monte, les muscles se contractent.

Notre corps est prêt à utiliser ce potentiel d'énergie. C'est la poussée d'adrénaline qui transmet aux muscles l'énergie supplémentaire pour combattre ou fuir face à un danger imminent. Un exemple (c'est du vécu !) : vous faites tranquillement votre jogging en forêt, vous êtes à la traîne, vos compagnons sont tous loin devant vous. En vous retournant, vous voyez un troupeau de jeunes taureaux échappés d'une ferme voisine, qui courent et se rapprochent de plus en plus de vous. Une subite poussée d'adrénaline vous donne la force de courir à un rythme que vous n'avez jamais atteint jusqu'ici. Et de voir la surprise de vos copains lorsque vous les dépassez !!!

Lors d'un stress, le cortisol, hormone produite par les glandes surrénales, va augmenter le taux de sucre (glucose) dans le sang afin de fournir l'énergie nécessaire, par exemple à un sprint. L'ensemble du corps mobilise les ressources mises à sa disposition pour survivre en combattant ou en fuyant. Le foie va relâcher du glucose et en fabriquer d'autre.

Le problème est que notre cerveau ne fait pas la différence entre un danger grave, dont nous sommes sauvés grâce à ce mécanisme, et les petits stress quotidiens répétitifs. Ce qui signifie que cette énergie n'est pas brûlée et que sa répétition tout au long de la journée épuise nos surrénales.

Des études ont démontré que si le cortisol réduit l'appétit à court terme, il augmenterait grignotage et malbouffe.
Si ce glucose produit par le foie sous l'emprise du stress n'est pas utilisé immédiatement, le pancréas va produire de l'insuline dont le rôle est de stocker le glucose sous forme de graisse, donc plus vous stressez, plus vous fabriquez du gras !

COMMENT ÉVITER LA PRISE DE POIDS FACE AUX SITUATIONS DE STRESS ?

Pour pouvoir agir sur le stress, il faut en découvrir les causes.
Créez votre journal du stress : l'exploitation de votre journal vous montre où et quand vous êtes le plus sujet au stress. Il s'agit là d'un indicateur précieux pour savoir dans quelles situations il faut apprendre à vous déstresser. Écrits noir sur blanc, maints problèmes trouvent leur solution d'eux-mêmes, car cela permet de prendre de la distance, de trouver des solutions en notant tous les jours les éléments déclencheurs du stress.

Notez aussi les symptômes déclenchés par le stress et leur intensité.

Au bout de 3 semaines, dressez le bilan : d'où viennent vos tensions ? Comment les gérer, les éviter ? Qu'est-ce qui vous dérange dans cette situation ? Quelles sont vos réactions physiques et comportementales face au stress, vos points faibles ? Que pouvez-vous modifier afin d'être plus serein ? (voir tableau page 46)

QUELS SONT VOS PROPRES FACTEURS DE STRESS ?

Pour pouvoir diminuer votre stress, il convient de déterminer d'abord quelles en sont les causes.

Établissez une liste sur laquelle vous inscrirez chaque soir vos éléments déclencheurs de stress : le manque de temps, la charge de travail, l'agitation, la pression, une situation conflictuelle, le manque de sommeil, le surmenage, un examen, un divorce, un licenciement...
Notez consciencieusement et en toute honnêteté, même les situations qui pourraient prêter à sourire. Un facteur de stress est personnel.
Au bout de 3 semaines, dressez votre bilan.

L'exploitation de votre journal du stress vous montre dans quelles situations vous êtes le plus sujet au stress, un indicateur précieux pour savoir où et quand il faut apprendre à vous déstresser !
Comme la plupart des gens, vous allez probablement vous rendre compte que dans

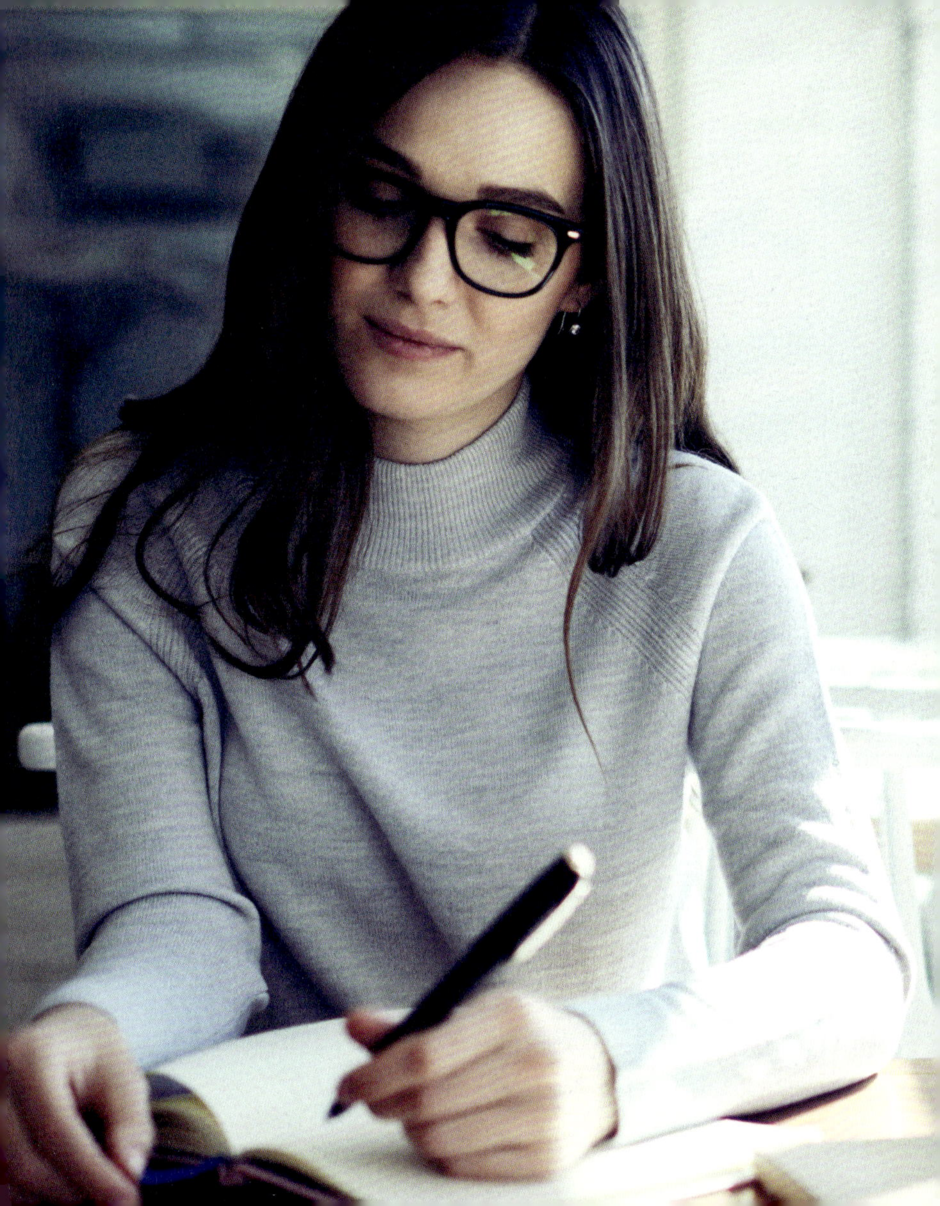

Reproduisez ce tableau dans votre cahier :

Date	Facteurs de stress	Symptômes	Intensité		
			+	++	+++

80 % des cas, ce sont les mêmes stress qui reviennent chez vous. Le fait d'en avoir conscience vous permettra plus aisément de solutionner le problème.

Puisez dans vos outils antistress afin de retrouver votre sérénité et ne plus être à la merci du stress. Vous gagnerez en qualité de vie et serez moins amené à compenser en vous jetant sur la nourriture.

LES OUTILS

La cohérence cardiaque

La cohérence cardiaque est un exercice combinant respiration et visualisation, qui permet d'apaiser les battements cardiaques.

Cet outil performant de la gestion du stress a été révélé au grand public par le neuropsychiatre David Servan-Schreiber.

Pratiquée régulièrement, la cohérence cardiaque va contribuer à mettre de la distance entre le stress et vous.

Les premiers signes du stress sont souvent une respiration saccadée et le cœur qui se met à battre la chamade.

Le but des exercices est d'arriver à prendre du recul face au stress et aux émotions. La régularité des exercices ci-dessous est fondamentale pour enrayer l'impact du stress dans votre vie quotidienne, dans toute situation, en tout lieu.

Pour faire l'exercice, il vous faut un crayon, une feuille de papier et un minuteur. Veillez à ne pas être dérangé pendant vos exercices.

Exercices semaine 1

Tous les jours, trois fois par jour, idéalement matin, midi et soir :
Asseyez-vous bien droit à une table ou à un bureau, les pieds bien posés au sol.
Respirez en observant consciemment votre respiration pendant trois minutes.
Laissez votre main dessiner les vagues de votre respiration sur une feuille de papier.
Ramenez systématiquement toutes vos pensées à la respiration et à votre main qui dessine automatiquement en cohérence avec elle.
À la fin de l'exercice, comptez les vagues. Elles ne devraient pas dépasser 20, et idéalement être au nombre de 18, soit 6 respirations à la minute. Si vous êtes au-dessus, c'est que votre respiration est trop rapide, superficielle. Apprenez à respirer lentement, calmement, profondément, en inspirant par le nez. Gardez l'air quelques secondes dans vos poumons avant d'expirer à fond, lentement, par la bouche, comme si vous vouliez jouer avec la flamme d'une bougie. Lorsque vous serez régulièrement entre 18 et 20 respirations en trois minutes, vous aurez trouvé votre rythme, vous n'aurez plus besoin de dessiner des vagues. Celles-ci servent uniquement à savoir si vous êtes dans les temps.

Exercices semaine 2

Tous les jours, trois fois par jour, idéalement matin, midi et soir :

Asseyez-vous bien droit face à une table ou à un bureau. Avant de commencer l'exercice, visualisez pendant quelques instants une image qui représente pour vous le calme, la sérénité. Par exemple, vous êtes allongé sur la plage, le sable est chaud, les vagues vont et viennent, comme votre respiration.
Respirez calmement en adoptant une fréquence de 6 répétitions à la minute.
Respirez en observant votre respiration.
Déplacez doucement votre attention de la respiration vers le cœur.
Imaginez que vous inspirez les rayons du soleil à travers votre plexus cardiaque.

Exercices semaine 3

Tous les matins :
Asseyez-vous bien droit.
Mettez-vous en cohérence cardiaque pendant au moins trois minutes selon les indications de la semaine 2.

Plusieurs fois dans la journée à des moments variés :
Refaites l'exercice en fonction du temps dont vous disposez.

Tous les soirs :
Choisissez une émotion positive ou forte.
Mettez-vous en cohérence cardiaque.
Ajoutez l'image mentale de l'émotion positive choisie et associez les deux pendant plusieurs minutes.
Posez-vous la question : qu'est-ce qui a changé depuis que je pratique la cohérence cardiaque ?

La cohérence cardiaque apporte tant de bienfaits que je recommande de la pratiquer à vie. Elle devrait faire partie de votre hygiène de vie, au même titre que le brossage des dents. Vous vous rendrez vite compte qu'elle agit comme un véritable airbag entre le stress et vous. En cas de situation tendue, il vous suffira de prendre quelques respirations pour retrouver votre calme.

Semaine 4 : test

Tous les matins :
Reprenez l'exercice de la semaine 2.

Plusieurs fois dans la journée à des moments variés :
Refaites l'exercice en fonction du temps dont vous disposez.

Le soir :
Dans un premier temps, sélectionnez une émotion négative suscitée par un événement récent.
Mettez-vous en cohérence cardiaque et ajoutez l'image mentale de la situation choisie accompagnée des émotions négatives que vous avez ressenties.

Qu'observez-vous ? Il y a fort à parier que l'émotion négative a perturbé votre respiration ainsi que les battements de votre cœur.

Dans un deuxième temps, laissez passer quelques minutes afin que les émotions s'apaisent et que l'équilibre s'installe à nouveau.
Remettez-vous en cohérence cardiaque avec la respiration, la focalisation cardiaque et une émotion positive (voir semaine 3).

Dans un troisième temps, posez-vous la question suivante : qu'est-ce qui a changé depuis que je pratique les exercices de cohérence cardiaque ?

Semaines suivantes
Reprenez les exercices de la semaine 3.

La relaxation et la méditation

Il existe de nombreux enregistrements sur fond musical de relaxations et de méditations guidées. Apprenez à détendre l'ensemble des muscles de votre corps. Entraînez-vous à la respiration abdominale. Soyez dans l'instant présent, en pleine conscience de ce que vous êtes en train de faire.

Pratiquez un sport, une façon saine de vous défouler et de diminuer les états de stress.

Ayez un sommeil de qualité et quantitativement correct.

Gardez le contact avec la nature, profitez de chaque rayon de soleil.
Cultivez l'humour. Des clubs du rire ou

de yoga du rire ont fleuri un peu partout en France. Visionnez des films comiques, des sketches mettant en scène des humoristes. Et surtout, pratiquez l'autodérision, on n'a pas trouvé mieux pour débloquer une situation.

Une alimentation riche en nutriments antistress

- Oméga-3 : poissons dits gras, noix, mâche, pourpier, huile bio de première pression de noix, colza, lin.
- Magnésium : légumes secs, oléagineux, légumes verts, chocolat noir.
- Vitamines du groupe B, notamment la B6 : abats, poisson, viande, céréales et légumineuses.
- Sérotonine et tryptophane, neurotransmetteurs qui influent directement sur les états de stress et de dépression : viande, poissons, œufs, produits laitiers de chèvre et de brebis.

La phytothérapie

- Plantes adaptogènes : éleuthérocoque, rhodolia, ginseng, griffonia, millepertuis, bourgeons de figuier.
- plantes calmantes : aubépine, tilleul, oranger, mélisse, passiflore, valériane, eschscholtzia.
- Huiles essentielles : basilic, lavande, mandarine, orange douce, marjolaine à coquille, ylang-ylang.

L'homéopathie

Les grands remèdes du stress sont Gelsemium et Ignatia.

L'importance du sommeil

Différentes études scientifiques ont pu relier manque de sommeil et prise de poids. Des chercheurs canadiens ont observé un groupe mixte de 123 personnes soumises à une diète restrictive en calories. Tout au long de l'expérience, le sommeil, tant quantitatif que qualitatif, a également été évalué. Il en est ressorti qu'il y avait un lien important entre la durée de sommeil et la perte de poids, notamment en ce qui concerne la masse grasse.
Les personnes faisant des nuitées de cinq heures ont perdu en moyenne 3,6 kg, alors que celles qui faisaient des nuits de neuf heures ont perdu en moyenne 6,5 kg. Cette différence de poids significative permet de conclure que les habitudes de sommeil influencent de façon certaine la réussite de votre objectif minceur.

Si vous ne dormez pas suffisamment, il y aura fatalement un impact sur votre capacité à gérer le stress. Et qui dit stress dit grignotage.

Durant votre sommeil, votre organisme sécrète quantité d'hormones de croissance aidant à la récupération musculaire et nerveuse. Selon les avancées scientifiques, la concentration sanguine de ghréline, l'hormone responsable de la sensation de faim, semblerait augmenter suite à une privation de sommeil et, ce, conjointement avec une diminution de la leptine qui est l'hormone de la satiété, fabriquée par les cellules adipeuses. La leptine augmente également la dépense énergétique. Résultat, dormir peu pousserait au grignotage entre les repas en raison de la baisse de la concentration de leptine dans le sang. L'augmentation de la concentration de ghréline dans le sang stimulerait quant à elle votre appétit et reculerait le seuil de satiété lors des repas.

La mélatonine, hormone naturelle du sommeil, est produite par la glande pinéale, encore appelée épiphyse et située à la base du cerveau. La glande pinéale contrôle le cycle veille/sommeil. Dans l'obscurité, elle libère de la mélatonine, l'hormone qui règle votre horloge interne sur la position du sommeil. Le niveau de mélatonine atteint son maximum entre 1 heure et 5 heures du matin. Lorsque l'aube paraît, la lumière inhibe la sécrétion de mélatonine et notre horloge biologique se met en position d'éveil. Pour cette raison, si vous prenez un complément alimentaire à base de mélatonine, avalez-le impérativement au moment où vous éteignez votre lampe de chevet. Si vous êtes dans la lumière,

QUELQUES RÉFLEXES À ADOPTER POUR RETROUVER UN BON SOMMEIL

• Dînez au moins deux heures avant le coucher. Le repas sera léger et équilibré. (Voir plan alimentaire p. 118).

• Évitez le travail sur écran dans les deux heures précédant le coucher. La télé, l'ordinateur, la tablette, le téléphone portable font partie de notre quotidien, même à l'heure de se mettre au lit. Pourtant, la lumière bleue perturbe l'endormissement en empêchant la synthèse de la mélatonine. Des données démontrent que si vous restez en face de votre écran en soirée, ou pire durant la nuit, l'exposition à la lumière bleue peut reporter l'endormissement d'une à plusieurs heures.

• Plutôt que de vous avachir tous les soirs devant la télé, une balade digestive vous ferait le plus grand bien. Profitez notamment de l'horaire d'été pour marcher entre trente minutes et une heure. Cette balade vespérale permettra de relâcher vos tensions, de favoriser l'endormissement et de stimuler votre métabolisme de base.

• Prenez un bain à la lavande. Diluez 20 gouttes d'huile essentielle de lavande dans 1 cuillerée de savon liquide, les huiles essentielles n'étant pas miscibles dans l'eau. Ou prenez une douche sous laquelle vous visualiserez que l'eau emporte tous le stress accumulé au long de la journée. Un massage du ventre et de la plante des pieds, en insistant sur les gros orteils, avec de l'huile essentielle de lavande, d'ylang-ylang ou d'orange douce, vous apaisera. La diffusion de ces mêmes huiles essentielles dans votre chambre une vingtaine de minutes avant le coucher contribuera à vous détendre.

• Préparez une tisane à base de feuilles et fleurs de tilleul, oranger, mélisse, camomille, verveine, passiflore.

• Une petite séance de relaxation, une respiration abdominale, la cohérence cardiaque, une musique douce sont autant de techniques qui vous aideront à vous glisser dans les bras de Morphée.

• Dormez plus et mieux, vous avez tout à y gagner et vous perdrez du poids !

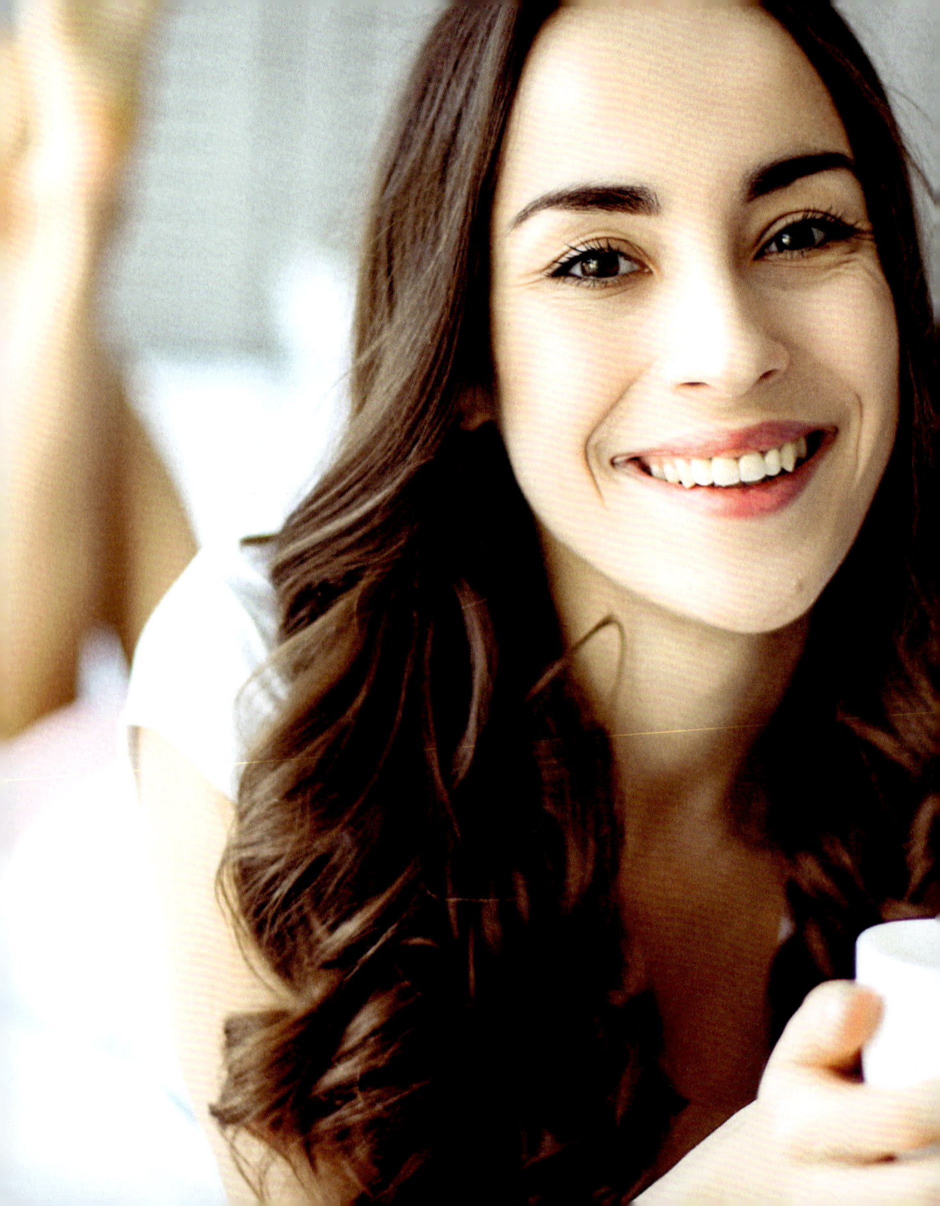

que vous regardez la télé ou travaillez sur écran, la mélatonine ne pourra pas agir.
Consommer des aliments riches en mélatonine, voire un complément alimentaire, renforce également le système immunitaire, réduit les incidences des maladies cardiovasculaires, soulage efficacement les troubles du sommeil et particulièrement les troubles de l'endormissement. La mélatonine stimulerait des cellules adipeuses afin qu'elles brûlent davantage de calories au lieu de les stocker, notamment lorsqu'elle est associée à une alimentation équilibrée et à des exercices physiques réguliers.

L'ALIMENTATION PEUT CONTRIBUER À OPTIMISER VOTRE TAUX DE MÉLATONINE.

- Le zinc, les vitamines du groupe B et les acides gras essentiels favorisent la synthèse de la mélatonine.

- Les aliments riches en zinc : fruits de mer, abats, viandes, fromages, fruits à coque (noix, amandes, noisettes, pistaches, noix de cajou, du Brésil, cacahuètes...), céréales complètes, légumineuses (lentilles, pois cassés, haricots secs, pois chiches...), œufs.

- Les aliments riches en vitamines du groupe B : légumineuses, oléagineux, germes de blé, céréales, thon, viande de porc, foie, jambon, légumes verts à feuilles sombres (salade, épinards, blettes...), fruits, fruits de mer, crustacés, lapin.

- Les aliments riches en tryptophane, précurseur de la mélatonine : riz complet, fromages de chèvre et de brebis, viande, arachides, œufs, poisson, légumineuses.
Attention ! Comme beaucoup d'autres nutriments, le tryptophane est rapidement détruit par une cuisson prolongée ou trop intense. Pour que le tryptophane d'origine alimentaire soit stocké dans le foie et libéré dans la circulation sanguine, il faut que la digestion soit complète, ce qui veut dire que le dîner ne doit pas être trop tardif.

- Les aliments riches en mélatonine : tomates, olives, raisin, cerises, noix, graines de courge, orge, riz, morue.

Flore intestinale et surpoids

L'IMPORTANCE D'UNE BONNE FLORE INTESTINALE OU MICROBIOTE

Quels sont les facteurs responsables d'une flore intestinale perturbée ?
- une alimentation déréglée ;
- le stress ;
- l'alcool ;
- l'abus d'antibiotiques ;
- les IPP (inhibiteurs de la pompe à protons) habituellement prescrits pour limiter la production des sécrétions gastriques en cas d'ulcères, gastrites, reflux gastro-œsophagien... Ils peuvent entraîner une prolifération bactérienne due à la réduction de l'acidité stomacale, l'acide chlorhydrique gastrique étant un puissant bactéricide ;
- les corticoïdes ;
- la pilule contraceptive, qui fait chuter les réserves de zinc, un oligoélément essentiel à la bonne santé de la muqueuse intestinale.

Résultat : ballonnements, diarrhées, constipation, douleurs abdominales, baisse du système immunitaire (se trouvant à 80 % dans les intestins), voire dépression.

COMMENT RENFORCER VOTRE MICROBIOTE ?

Il faut d'abord éliminer les causes de son mauvais fonctionnement, et ensuite apporter des probiotiques, organismes vivants constituant la flore intestinale dont le rôle est de digérer les fibres et les acides aminés, de synthétiser et d'absorber les vitamines. Il faut créer une barrière s'opposant à l'entrée et à la fixation d'éléments pathogènes dans l'organisme, booster le système immunitaire, gérer les allergies.

COMMENT OPTIMISER LA PRISE DE PROBIOTIQUES ?

Les probiotiques se prennent à jeun à raison d'une cure d'un mois, puis de dix jours par mois, dix mois sur douze. Le fait de prendre des probiotiques sur une courte durée n'apporte pas l'effet escompté. Le microbiote s'équilibre sur le long terme.

Ces dernières années, plusieurs études scientifiques ont démontré qu'un microbiote riche en *lactobacillus gasseri* était non seulement précieux pour maintenir la flore intestinale, mais aussi pour gérer le poids. En effet, elles ont révélé des actions bénéfiques dans la perte de poids, notamment dans la diminution de la graisse abdominale.

Pour des résultats probants, les études soulignent la nécessité d'un apport régulier en *Lactobacillus gasseri*. Outre l'aspect esthétique, ces résultats ouvrent des perspectives en faveur de la prévention des maladies métaboliques dues à la graisse abdominale.

Choisissez une marque proposant une formule gastrorésistante avec un apport quotidien de 6 milliards de micro-organismes.
Une supplémentation en vitamine D3 naturelle serait aussi bénéfique au bon fonctionnement de l'intestin, notamment dans le cadre de l'immunité.

LA LACTO-FERMENTATION

Nos arrière-grands-parents connaissaient fort bien la lacto-fermentation des légumes, mode de conservation idéal à une époque où le réfrigérateur n'avait pas encore droit de cité dans leur cuisine. C'est de cette façon qu'ils conservaient choux, navets, haricots verts, dans des fûts en grès. Les légumes étaient simplement additionnés d'eau de source (sans chlore) et de sel.

La particularité des légumes lacto-fermentés est l'augmentation de leur teneur en enzymes, vitamines et minéraux, notamment potassium, calcium et magnésium. Ils sont riches en probiotiques naturels régénérant la flore intestinale et boostant le système immunitaire, et en fibres molles, faciles à digérer. Ils régularisent donc le transit. Ils sont en quelque sorte prédigérés par une forte activité enzymatique qui leur donne une place de choix dans une alimentation vivante, source de vitalité, idéale pour combattre la fatigue. Ils sont très digestes et peu caloriques à condition de ne pas abuser de « cochonnailles », comme c'est souvent le cas avec la choucroute. Ne vous laissez pas désorienter par leur saveur acide, car, bien au contraire, ils luttent contre l'acidose. Ce sont aussi de puissants antioxydants qui ralentissent le vieillissement cellulaire.

Comment faire vos légumes lacto-fermentés ?

Pour de grandes quantités, utilisez un pot en grès avec un couvercle et une pierre pour tasser. Sinon, vous pouvez conserver des légumes en bocaux de verre munis d'un couvercle avec joint en caoutchouc. Vous pouvez utiliser toutes sortes de légumes : chou blanc, chou rouge, haricots verts, navets, betteraves rouges, courgettes, poivrons, radis... que vous détaillerez en lanières à la mandoline, sauf pour les haricots que vous laisserez entiers. Ajoutez 10 g de sel de mer non raffiné par kilo de légumes et couvrez avec une eau de source faiblement minéralisée. N'utilisez pas d'eau du robinet chlorée. Les bocaux non ouverts se conservent pendant un an.

Comment les consommer ?

Sans doute connaissez-vous la choucroute, les navets salés. Vous savez peut-être moins que le meilleur pour votre santé est de les consommer crus à raison d'une cuillerée à soupe en début des deux principaux repas de la journée. Il est important de bien les mastiquer.
En général, pour régénérer votre intestin, il est recommandé d'en faire des cures de trois semaines avec une semaine d'arrêt entre chacune.

LE KÉFIR

Le kéfir est une boisson légèrement pétillante consommée depuis des millénaires dans la région du Caucase. Cette boisson est obtenue après fermentation de l'eau avec des grains de kéfir qui sont des agrégats de micro-organismes sous forme de petits grains translucides se multipliant dans une eau légèrement sucrée.

Les vertus du kéfir

Considéré comme une boisson aux multiples vertus, le kéfir est encore utilisé traditionnellement au Tibet, en Russie et en Europe de l'Est.

Les grains de kéfir sont des probiotiques. En cela, ils rééquilibrent la flore intestinale et favorisent la dégradation et la digestion des fibres alimentaires en réduisant les ballonnements pour un effet ventre plat. Le kéfir, après vingt-quatre heures de fermentation, a un pouvoir laxatif. Après quarante-huit heures, son effet a tendance à s'inverser, il deviendrait antidiarrhéique. L'amélioration du transit est souvent constatée après une consommation journalière de deux à trois semaines.

Le kéfir a des effets bénéfiques sur l'estomac en cas de gastrites et d'ulcères. Il stimule la vésicule biliaire et détoxifie le foie, combat l'anémie, améliore l'asthme et les problèmes bronchiques, a un effet bénéfique sur la peau en cas d'acné et d'eczéma. Sa consommation est particulièrement intéressante en période hivernale, car il stimule le système immunitaire.

Contenant des vitamines et des acides aminés en bonnes quantités, rendus particulièrement biodisponibles grâce à la fermentation, le kéfir est réellement considéré comme une boisson santé. Au-delà de toutes les vertus citées, il pourrait apaiser les envies de sucre, ce qui en fait un allié pour les personnes désirant surveiller leur alimentation ainsi que pour les diabétiques, d'autant plus que le sucre contenu dans la boisson a tendance à disparaître lors de la fermentation.

Comment fabriquer votre kéfir ?

Vous achèterez des grains de kéfir déshydratés dans des boutiques bio. Souvent, il est possible de trouver quelqu'un dans son entourage qui fabrique du kéfir et peut donc partager ses souches. Les grains se multiplient généralement rapidement, ils doublent de volume en une semaine. Une fois que vous en aurez obtenu, vous pourrez à votre tour faire multiplier les grains et les partager avec d'autres personnes.

Dans un bocal à large ouverture, ou un grand saladier, mettez 4 cuillerées à soupe de sucre et ajoutez 1,5 litre d'eau de source faiblement minéralisée (évitez l'eau du robinet chlorée qui peut ralentir la fermentation). Mélangez et ajoutez un demi-citron bio coupé en rondelles avec l'écorce et trois figues sèches. Ajoutez vos grains de kéfir préalablement rincés dans une passoire en plastique (évitez le métal).

Couvrez d'un linge et laissez fermenter entre vingt-quatre et quarante-huit heures à température ambiante. Votre boisson sera prête lorsque les fruits seront remontés à la surface. Il suffit alors de retirer les fruits, de filtrer la boisson et de la mettre en bouteille. Votre kéfir se conserve trois jours au réfrigérateur. Vous pouvez en boire de deux verres à 1 litre par jour. Rincez les grains et recommencez une nouvelle fermentation. Si vous ne vous en servez pas immédiatement, conservez vos grains dans un bocal fermé avec un peu d'eau sucrée au réfrigérateur. Sur une plus longue période, vous pouvez congeler les grains dans une boîte hermétique. Lorsque vous en aurez besoin, il suffira de les décongeler.

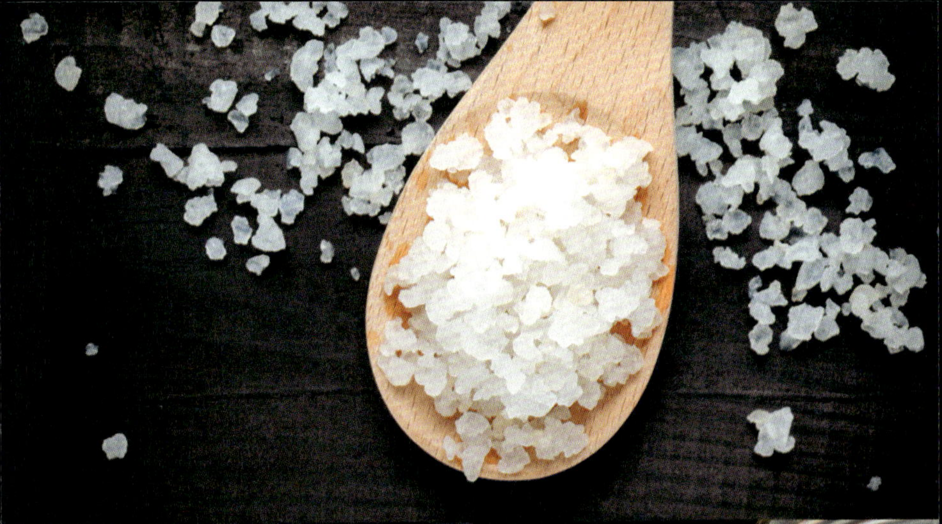
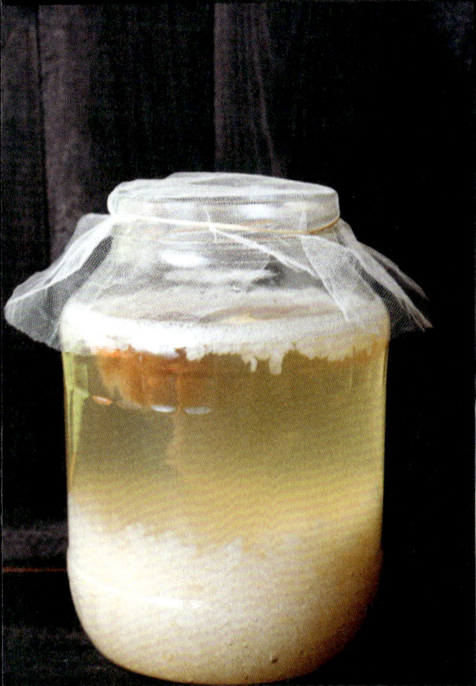
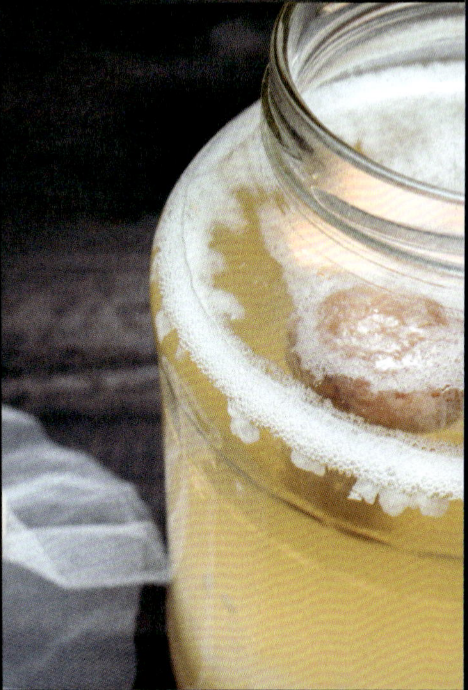

La cellulite

QU'EST-CE QUE LA CELLULITE ET QUI EST CONCERNÉ ?

La cellulite concerne presque toutes les femmes, qu'elles soient rondes ou minces. La répartition graisseuse est différente chez la femme et chez l'homme. Le développement des cellules graisseuses et des cellules conjonctives situées sous la peau favorise la cellulite avec cet aspect bien connu et irrégulier de peau d'orange.

La cellulite est constituée d'adipocytes (cellules graisseuses) de grande taille, situés sous la peau, qui se gorgent de graisse et s'hypertrophient. Les adipocytes, gonflés, compriment les vaisseaux sanguins et lymphatiques, ce qui entraîne une mauvaise élimination des toxines et des liquides. Schématiquement, la cellulite est constituée pour un tiers de rétention d'eau, un tiers de rétention graisseuse et un tiers de rétention toxinique. Elle s'accompagne très souvent d'un déséquilibre hormonal.

Sous l'influence des œstrogènes, hormones féminines, des phénomènes de gonflement et de rétention d'eau peuvent se mettre en place dans la seconde phase du cycle menstruel. Nombreuses sont les femmes qui prennent, à cette période, de 1 à 3 kg et les reperdent de moins en moins facilement. Résultat : des amas de graisses et de cellules du tissu conjonctif s'accumulent. C'est la cellulite. Plus elle devient importante, et plus elle endommage l'état des fibres du tissu conjonctif, entravant la microcirculation. Sachez qu'une cellulite peut s'installer lorsque l'on prend la pilule contraceptive, ou lorsqu'il y a un déséquilibre œstroprogestatif. Là encore, un traitement homéopathique ou à base de plantes progestatives, d'huile d'onagre, peut enrayer la cellulite.

Il existe différentes formes de cellulite :

- La cellulite naissante, encore ferme au toucher : on peut la voir clairement quand on pince la peau entre le pouce et l'index. Elle est encore facile à éliminer.
- La cellulite installée, donnant à la peau un aspect peau d'orange, irrégulier.
- La cellulite fibreuse, dure, douloureuse et inesthétique.

COMMENT VENIR À BOUT DE LA CELLULITE ?

Cela n'est pas toujours très facile. La cellulite est un héritage lointain. L'intelligence du corps féminin a toujours fait des réserves en cas de période de disette dans le cas d'une éventuelle maternité. Pour en venir à bout, il faut jouer sur plusieurs tableaux :

1. Procédez à un réglage alimentaire avec réduction des apports en glucides et en graisses saturées. Je rappelle que 2 cuillerées à soupe par jour d'une huile riche en oméga-3 reste nécessaire (huile de noix, de colza ou de lin). Limitez les graisses cachées dans les pâtisseries, les plats cuisinés tout prêts, la charcuterie, les gâteaux apéritifs...

Maintenez deux sources de protéines par jour, des légumes et une petite portion de féculents à chaque repas.
Les fruits crus seront pris en fin de matinée et en fin d'après-midi.
Buvez suffisamment d'eau faiblement minéralisée entre les repas.

2. Faites un exercice physique régulier.
Faites une marche quotidienne d'au moins trente minutes, plus si vous le pouvez, et un exercice plus soutenu deux à trois fois par semaine. Le vélo, l'aquabiking, l'aquagym, le jogging aquatique, la natation, le step, la course à pied sont excellents pour chasser la cellulite.

3. Traitez l'insuffisance veineuse.
Lorsque la circulation veineuse et lymphatique se fait mal, les déchets métaboliques, encore appelés toxines, sont mal drainés, mal éliminés, et le retour veineux s'avère plus lent, moins efficace. Sang et lymphe tendent à stagner dans la partie basse du corps et engorgent les tissus. Pour que la circulation se fasse sans entrave, évitez de porter des pantalons trop moulants, sciant la taille, gainant les cuisses de manière excessive, écrasant l'estomac, ainsi que des bottes trop serrées. Évitez également les chaussures à talons hauts qui empêchent la semelle de Lejars, pompe naturelle située sous le pied et permettant le retour veineux, d'effectuer correctement son travail. Des plantes peuvent être utiles en cas d'insuffisance veineuse : marron d'Inde, hamamélis, bourgeons de sorbier, marronnier et châtaignier sous forme de gouttes en gemmothérapie.
Localement, optez pour un massage avec un gel aux huiles essentielles : hélichryse italienne, cyprès, genévrier, cèdre de l'Atlas, menthe poivrée, pamplemousse, citron...
Vous pouvez aussi vous procurer de la silice de prêle en solution buvable ou en gel pour une application locale. Enfin, des bas de contention amélioreront la stase veineuse.

4. Améliorez votre déséquilibre hormonal.
Les fluctuations hormonales (déficit ou excès) peuvent impacter notre poids. Voir Diabète p. 28, Hypothyroïdie, syndrome prémenstruel, ménopause p. 29 à 32, l'importance de la gestion du stress p. 43, l'importance du sommeil p. 50.

5. Apprenez à gérer votre stress.
Le stress peut être facteur de cellulite, tout comme le tabagisme. Il existe tout un panel d'outils antistress (voir p. 43).
Trouvez celui qui vous convient le mieux : relaxation, cohérence cardiaque, méditation, musicothérapie, yoga, massage bien-être...

6. Drainez les émonctoires.
Utilisez les plantes drainantes du foie et des reins, par exemple le romarin, le genévrier, le pissenlit, l'artichaut, l'ail des ours, le radis noir, la sève de bouleau associée à la gemmothérapie (bourgeons de noisetier, de frêne et de châtaignier).

7. Rendez-vous chez le kiné ou en institut.
Le drainage lymphatique manuel, le Cellu M6, les enveloppements d'algues peuvent être de bons compléments au traitement de fond.

La rétention d'eau

Chez l'adulte, le corps est constitué de près de 60 % d'eau. Ce liquide joue un rôle essentiel dans la nutrition cellulaire et l'évacuation des toxines. Quand la quantité d'eau libérée par les tissus est supérieure à celle rejetée par l'organisme, il y rétention d'eau. À ce moment-là, l'eau s'infiltre dans les tissus, provoquant une inflammation locale avec gonflement. Ceci occasionne une gêne et une prise de poids.

Les zones le plus souvent atteintes sont les membres inférieurs, les doigts, le visage, mais parfois aussi la totalité du corps.

LES CAUSES DE LA RÉTENTION D'EAU

Elles sont multiples : un mauvais drainage rénal, qui quelquefois peut être la résultante d'une cardiopathie, une circulation paresseuse encore aggravée par la chaleur ou avant les règles chez la femme, certains médicaments hormonaux tels que la pilule, le traitement substitutif de la ménopause ou encore des corticoïdes, certains neuroleptiques...

Il faut savoir aussi que la rétention d'eau est un symptôme beaucoup plus fréquent chez la femme que chez l'homme.
Je vous conseille vivement, en cas de rétention d'eau récidivante ou importante, de consulter votre médecin traitant pour réaliser un bilan cardiaque et rénal et rechercher une éventuelle pathologie sous-jacente qui pourrait favoriser cet œdème.

QUELQUES CONSEILS POUR VENIR À BOUT DE LA RÉTENTION D'EAU

1. Évitez de manger trop salé.
Salez très légèrement avec du sel de mer gris non raffiné. Usez et abusez d'herbes aromatiques. Attention aux aliments contenant du sel caché : produits industriels, biscuits, charcuterie, aliments fumés toujours trop salés.

2. Buvez du thé vert, particulièrement diurétique, des tisanes de queues de cerises, de reine-des-prés, de frêne, de pissenlit..., ainsi que de l'eau faiblement minéralisée (extraits secs à 180 °C à moins de 100 mg par litre), des gouttes de teinture mère d'orthosiphon. En gemmothérapie, optez pour des bourgeons de noisetier, de bouleau, de genévrier, de châtaignier sous forme de gouttes.

3. Mettez fréquemment des légumes à vos menus.
Certains favorisent le drainage : poireau, oignon, échalote, asperge, fenouil, pissenlit, ortie. D'autres sont riches en antioxy-

dants : choux, poivrons, carottes, agrumes, tous les fruits d'été.

4. L'exercice physique va s'avérer utile.
Pratiquez l'aquagym, l'aquabike, le jogging aquatique, la natation, la marche ou le vélo afin d'éliminer les toxines et de dynamiser la circulation sanguine.

5. Pratiquez la réflexologie plantaire.
Massez les zones correspondantes au système lymphatique, rein, vessie.

6. Prenez rendez-vous chez un kiné.
Il pratiquera un drainage lymphatique manuel.

7. Utilisez l'aromathérapie.
Diluez des huiles essentielles de genévrier et de cyprès dans une huile végétale ou un gel neutre et massez-vous les jambes pendant une quinzaine de jours.

8. Optez pour un traitement homéopathique.
Cela peut vous aider à dégonfler, notamment : Natrum sulfuricum, Bovista, Apis mellifica, Hamamelis...

Avez-vous un petit, voire un gros ventre ?

Le syndrome du gros ventre touche environ un adulte sur six en France, mais avoir un gros bedon ne signifie pas forcément qu'il s'agit d'un symptôme métabolique. Il peut y avoir d'autres causes à cet embonpoint abdominal.

C'est l'association d'anomalies additionnelles au tour de taille qui parlera en faveur d'un syndrome métabolique.

Pour détecter ce syndrome, commencez, à l'aide d'un mètre ruban, par prendre votre tour de taille. Il ne devrait pas dépasser 102 cm chez l'homme et 88 cm chez la femme.

Ensuite, demandez des examens biologiques : glycémie, cholestérol, notamment le taux de HDL qui ne doit pas être trop bas, prise de la tension artérielle.

Il est indéniable que l'obésité abdominale associée à certains désordres métaboliques (voir ci-dessus) constitue un danger pour la santé. Avoir un gros ventre n'est pas du tout normal, et cela pourrait mal finir. C'est pourquoi il est important de surveiller votre tour de taille.

LES AUTRES CAUSES D'UN GROS VENTRE

Dans l'exercice de mes fonctions de naturopathe, je vois bon nombre de personnes se plaignant de flatulences après les repas. Si, comme eux, vous êtes obligé de desserrer votre ceinture pour vous sentir à l'aise car votre ventre a une forte tendance à gonfler après les repas, voici quelques conseils simples à suivre.

Pourquoi ballonnez-vous ? Il y a plusieurs causes aux ballonnements et y remédier vous permettra d'oublier ces lourdeurs postprandiales.

Les fruits crus

Commencez par ne plus manger de fruits crus en dessert. La digestion d'un fruit cru pris seul est très rapide, en moyenne une trentaine de minutes. En revanche, si ce même fruit séjourne dans l'estomac en compagnie d'autres aliments, notamment des féculents, des protéines ou des graisses, il va fermenter, entraînant de ce fait la production de gaz quelquefois très importants se transformant parfois en véritable crise d'aérophagie douloureuse.
D'autre part, lorsque la digestion devient difficile, ce qui est souvent le cas lorsque

l'on mange des fruits crus ou du miel pendant les repas, lorsqu'il s'agit d'aliments indigestes tels les müeslis ou encore lorsque vous grignotez tout au long de la journée, le cerveau envoie un afflux de sang au niveau de l'estomac, ce que l'on appelle hyperémie gastrique. Cet afflux de sang, par voie de continuité, touche l'œsophage, puis par voie de proximité se propage aux bronches, et enfin à tout l'arbre respiratoire et à la sphère ORL (gorge, sinus, oreilles). Dès l'instant où il y a un afflux de sang sur la muqueuse, cette dernière travaille davantage et sécrète des mucosités.

Cette hypersécrétion de mucus est un milieu propice au développement des bactéries, virus et champignons microscopiques. Ceci explique que bon nombre de vos affections ORL soient d'origine digestive. Cela signifie également qu'en restaurant une digestion normale, votre estomac recevra une quantité normale de sang et qu'il n'y aura plus d'hyperémie ni au niveau gastrique, ni au niveau ORL. Les infections disparaissent comme par magie.

C'est pour cela qu'il est recommandé de manger les fruits en dehors des repas, en fin de matinée et en fin d'après-midi, lorsque l'estomac est vide. En revanche, vous pouvez sans problème consommer des fruits cuits en dessert (compote, fruits en bocaux, pomme au four, tarte, crumble, clafoutis).

L'abus de crudités

Les personnes souffrant de côlon irritable ne devraient pas consommer trop de légumes crus. Si tel est votre cas, optez pour de petites quantités, en prenant soin de bien mastiquer. Vous pouvez également remplacer pour un temps les crudités par des jus de légumes fraîchement extraits.

L'abus de produits laitiers

Le lactose et les protéines des laitages (notamment de vache) sont réputés comme particulièrement indigestes et pro-inflammatoires, entraînant des troubles digestifs, mais pas seulement. Leur sont également attribuées une hyperperméabilité intestinale favorisant les maladies auto-immunes de plus en plus fréquentes et des pathologies rhumatismales, ORL et dermatologiques.

Notez que les produits laitiers de chèvre ou de brebis sont parfois mieux tolérés, toutefois il conviendrait de ne pas en abuser. Le calcium est contenu dans bien d'autres aliments que les produits laitiers.

L'intolérance au gluten

Certaines personnes, et elles sont de plus en plus nombreuses, souffrent d'intolérance au gluten. Il ne s'agit pas d'un phénomène de mode, comme on peut l'entendre quelquefois.

En cause, le blé, l'avoine, le seigle, l'orge, le triticale (hybride du seigle et du blé), le kamut et l'épeautre. Bien qu'étant des blés d'origine, le kamut et l'épeautre contiennent tout de même du gluten, mais généralement moins que les variétés plus récentes ayant subi de nombreuses transformations, notamment dans le but d'améliorer la panification. Selon le degré d'intolérance, certaines personnes supportent ces céréales anciennes alors que d'autres y réagissent

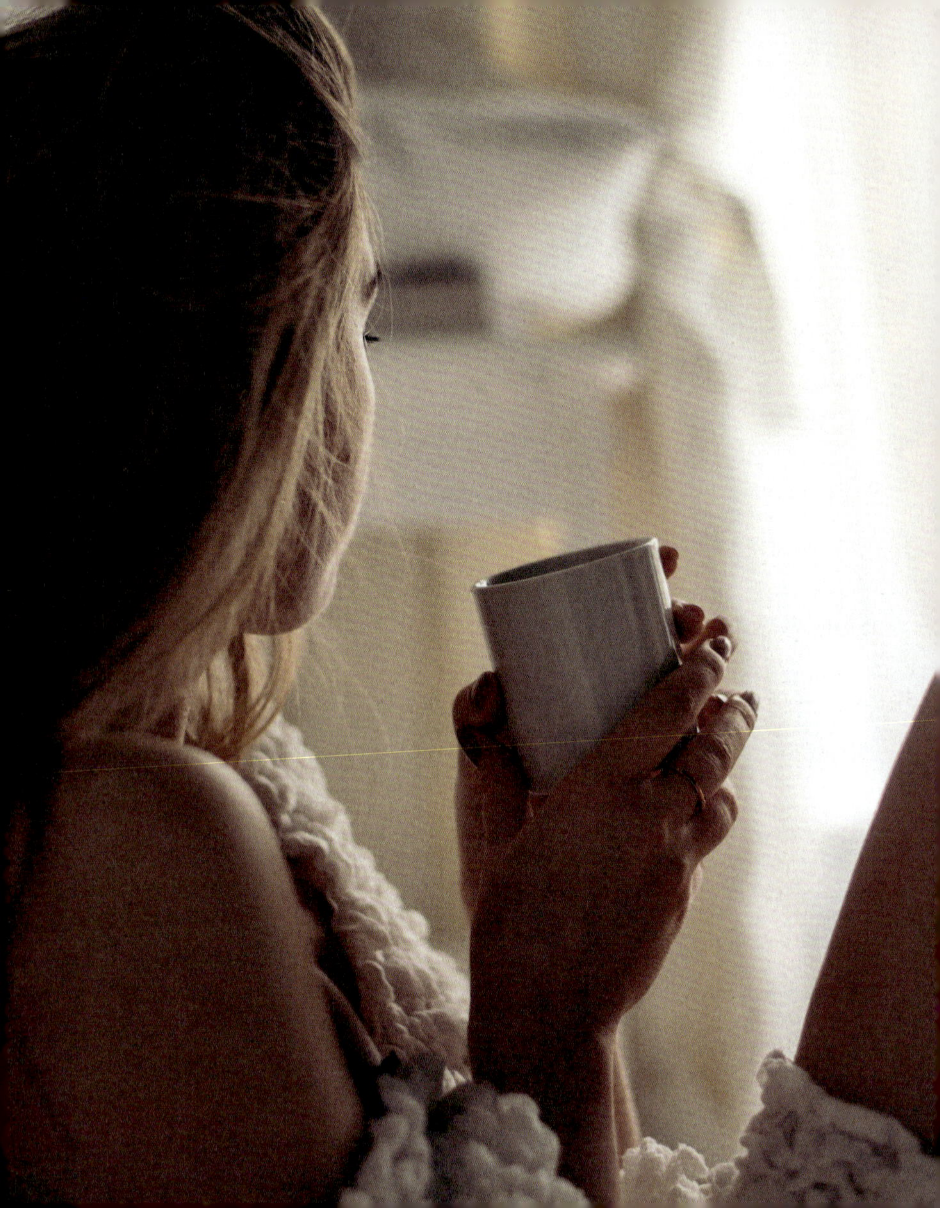

négativement. Tout comme les laitages, le gluten est responsable d'hyperperméabilité intestinale favorisant les maladies auto-immunes. Là encore, il existe des moyens de substitution :

Pour certains légumes, comme les oignons, les poivrons, les choux cuits : il suffit souvent de passer les poivrons quelques minutes à la vapeur douce pour les rendre plus digestes. Quant aux choux, essayez de manger 2 cuillerées de chou cru en début de repas avant de manger le légume cuit. En effet, les enzymes présentes dans le légume cru vont permettre de mieux digérer le chou cuit.

Les légumineuses – lentilles, pois cassés, haricots secs... – seront plus digestes si vous les faites tremper la veille et si vous ajoutez un morceau d'algue kombu et de la sarriette lors de la cuisson.

Je rappelle qu'il est primordial de mastiquer longuement les aliments.
Vous pouvez boire aux repas des infusions de sarriette, de gingembre, de menthe poivrée, de camomille, d'anis, de fenouil. Vous pouvez mâcher quelques grains de cardamome et faire régulièrement une cure de probiotiques. Et bien sûr, vous devez gérer votre stress.

La constipation chronique

Elle touche plus de 10 % de la population, majoritairement les femmes, et peut remonter au plus jeune âge. Les causes sont multiples :

- une carence en fibres, due à l'insuffisance de consommation de fruits et légumes, à une consommation de produits raffinés appauvris en fibres (farine blanche, pain blanc, céréales raffinées...) n'apportant pas à l'intestin le volume de fibres nécessaires à la progression des matières fécales. De plus, les produits raffinés sont carencés en vitamines du groupe B et en protéines nécessaires à la motilité de l'intestin ;

- une carence en eau qui entraîne la constipation par manque d'hydratation du bol alimentaire ;

- un excès de matière grasse dans notre alimentation car, si les matières grasses, notamment l'huile d'olive, favorisent la progression des matières fécales en lubrifiant le tube digestif, l'excès entraîne un épuisement des sécrétions de l'ensemble du tube digestif. De plus, la surcharge en graisse alimentaire, en fatiguant le foie, est la cause d'une carence biliaire au niveau de l'intestin. Or, le rôle de la bile dans l'intestin grêle est d'alcaliniser, de désinfecter et de lubrifier le bol alimentaire ;

- la suralimentation, par la fatigue digestive qu'elle entraîne avec l'insuffisance de sécrétions et la dilatation des poches digestives par l'épuisement du foie ;

- un excès d'aliments constipant par nature : bananes, coings, myrtilles, riz blanc... ;

- une trop grande consommation de boissons alcoolisées : l'alcool sclérose la musculature de l'intestin, d'où un péristaltisme amoindri, un excès de tanins dans le vin resserre les tissus gastro-intestinaux de par leur astringence ;

Un ventre volumineux, mou et flasque est souvent dû au relâchement des abdominaux par manque d'exercice physique.
Un ventre hypertrophié chez l'homme peut être le signe d'un abus de consommation de bière.

- un excès de chocolat, de pâtisseries industrielles (insuffisance en fibres, excès de graisses, notamment hydrogénées, de sucre, d'additifs), véritables poisons pour le foie ;

- une restriction alimentaire : régimes stricts, jeûne, sont tout autant en cause que la suralimentation ;

- la prise de certains médicaments, par exemple les sirops pour la toux contenant de la codéine ;

- la sédentarité, car l'exercice physique augmente la tonicité des abdominaux ;

- une dysbiose (voir p. 32).

QUELS SONT LES REMÈDES À LA CONSTIPATION ?

La prise de laxatifs doit être exceptionnelle car, loin de guérir la constipation, ils prédisposent à la colite (inflammation du colon). De plus, ils finissent souvent par créer une accoutumance. Voici quelques astuces.
Une alimentation déséquilibrée est souvent responsable de problèmes de constipation. Pensez donc à consommer des aliments riches en fibres, notamment : poireaux, figues fraîches ou séchées, pruneaux, raisin.

N'oubliez pas de vous hydrater suffisamment. Présentez-vous à la selle tous les jours à la même heure afin que l'évacuation intestinale devienne un réflexe conditionné. Adonnez-vous régulièrement à de l'exercice physique. Marchez trente minutes par jour minimum. Apprenez à respirer, à pratiquer la respiration abdominale, véritable massage interne. Testez la réflexologie plantaire des zones digestives. Pratiquez le massage du ventre, à pleine main, en partant du côté droit de l'abdomen jusque sous les côtes inférieures, puis, de là, vers le côté gauche, pour redescendre ensuite le long du flanc gauche jusqu'à la région située sous le nombril.

Essayez l'homéopathie, le sulfate ou le chlorure de magnésium (sur une courte période), des plantes telles le psyllium, le romarin, la mauve, l'artichaut, l'aubier de tilleul, le radis noir, les graines de lin...

Prenez une cuillerée d'huile avec un demi-citron le matin à jeun.
Placez une bouillotte chaude sur la région du foie, le soir au coucher.

PETITE RÉFLEXION !

En décodage biologique, lorsque l'on analyse le langage du corps quand les maux psychiques ne sont pas verbalisés, la constipation signifie la difficulté à lâcher prise ou la peur de perdre. La personne constipée retient quelque chose par peur ou par refus de manquer ou de se tromper, de s'exprimer. Le rôle du côlon est d'éliminer, de rejeter ce que nous avons ingéré, ce que nous n'avons pas assimilé, mais il sert également à rejeter les expériences que nous avons vécues et que nous n'avons pas acceptées.

En effet, notre santé dépend en grande partie de notre intestin. Cet organe complexe contenant des milliers de neurones serait en communication permanente avec notre cerveau.

« Nos deux cerveaux, celui de la tête et celui du ventre, doivent coopérer. Si ce n'est pas le cas, il y a le chaos dans le ventre et la misère dans la tête. » Par ces paroles, le Dr Gerschon évoque le lien indissoluble qui existe entre le corps et l'esprit, le soma et la psyché.

DU SPORT

Pourquoi et comment?

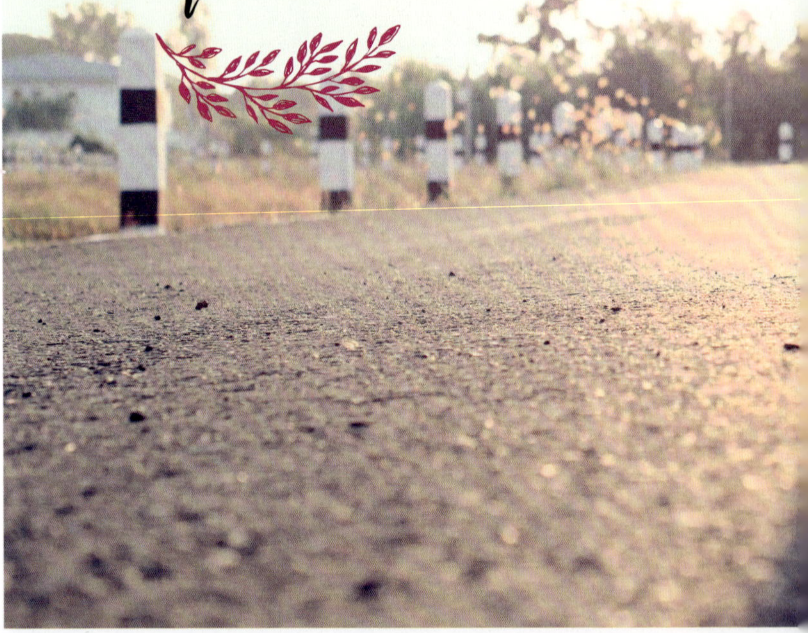

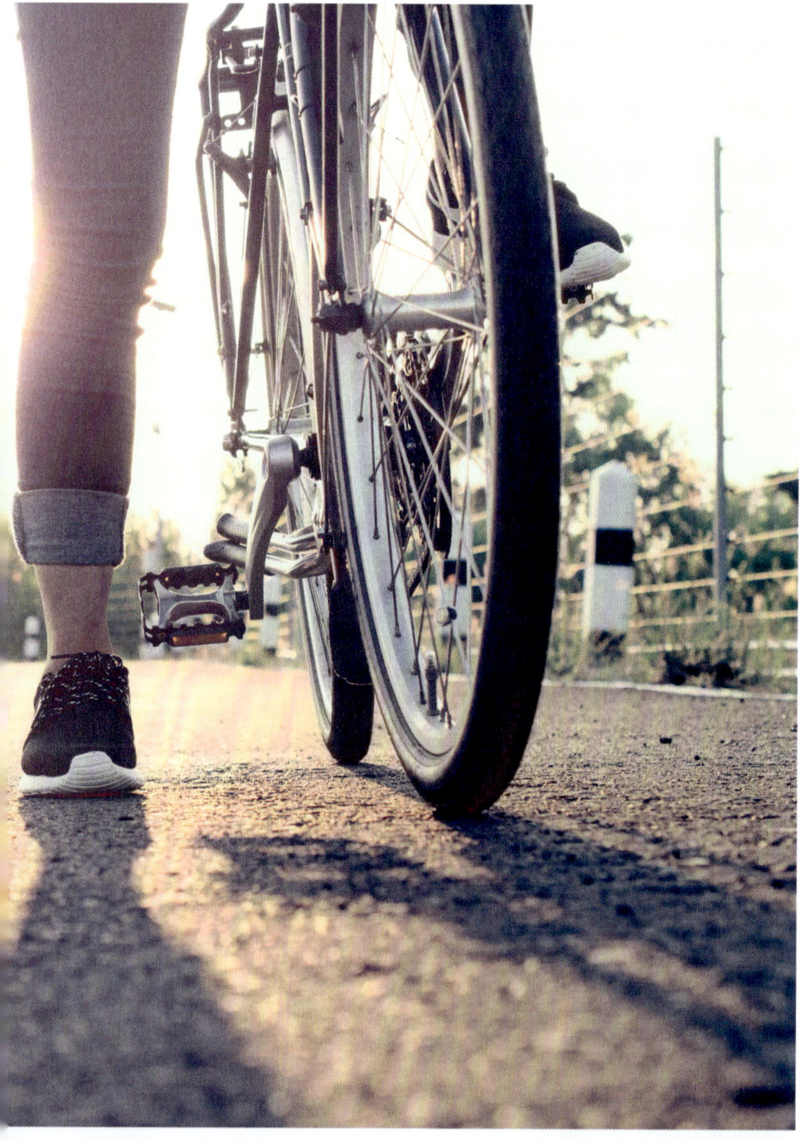

Faites-vous suffisamment d'exercice physique ?

Le surpoids est favorisé par un mode de vie sédentaire, les dépenses musculaires étant réduites au minimum. Si la sédentarité est l'une des causes de l'obésité, elle en est encore plus sûrement une conséquence. C'est le début d'un cercle vicieux. L'obésité morbide conduit inexorablement à préférer l'immobilité à l'activité pour pouvoir oublier un corps souvent douloureux et mal aimé.

La pratique sportive alliée à une alimentation équilibrée permettra d'affiner votre silhouette.

Cependant, il faut savoir que les résultats ne se verront pas forcément rapidement sur la balance puisque vous gagnerez en muscles. Or, ces derniers sont plus lourds que la graisse. Mais cette prise de masse musculaire est toutefois bénéfique. Le muscle, même au repos, consomme de l'énergie. La dépense énergétique de base augmente grâce à cette prise de masse musculaire. C'est ce qui explique qu'un homme maigrit généralement plus vite qu'une femme à quantité de calories égale, sa masse musculaire étant supérieure à celle de la femme.

Si vous vous contentez de réduire votre alimentation sans faire un minimum d'exercice physique, vous allez perdre du gras, mais aussi du muscle. Et qui dit perte de masse musculaire dit dépense énergétique diminuée et donc stockage plus important des graisses au moindre écart. C'est ce qui explique également l'effet yo-yo des régimes très restrictifs. Dans ce cas, votre organisme, habitué par des restrictions alimentaires à être privé de sa source d'énergie, va, dès que l'occasion se présentera, faire des réserves afin de faire face à de nouvelles périodes de disette.

Dans le cas d'une restriction alimentaire seule, sans exercice physique associé, la perte de masse musculaire est d'environ 25 % du poids perdu. Donc plutôt que de parler de régime, parlons d'équilibre alimentaire, d'exercice physique et de gestion des émotions. Vous verrez que vous perdrez vos kilos superflus, certes un peu plus lentement que lors d'un régime dissocié, par exemple, mais cela s'inscrira dans la durée et sera surtout sans risque pour votre santé !

Affiner sa silhouette est généralement la première des motivations pour perdre du poids. En ce sens, associer une activité physique à votre nouvel équilibre alimentaire vous permettra de maigrir tout en gardant un corps tonique et en retrouvant une meilleure forme. Si vous perdez un poids important sans pratiquer de sport, vous risquez de vous retrouver avec un corps flasque et la peau des bras qui pend, surtout après la cinquantaine. Avouez que ceci n'est pas très esthétique ! La pratique de l'exercice physique revêt donc une importance capitale dans votre quête de minceur, car, en plus de perdre du poids, vous tonifierez votre silhouette.

EN PLUS DE L'IMPACT SUR VOTRE SILHOUETTE, quels autres bienfaits retirerez-vous de la pratique sportive ?

Le fait de bouger votre corps apporte mille et un bienfaits : prévention cardiovasculaire, prévention du diabète, de l'ostéoporose, renforcement du système immunitaire, forme et tonus décuplés.

Le sport booste aussi votre moral, qui est quelquefois en berne lors de restrictions alimentaires. De nombreuses études ont démontré qu'une activité sportive régulière serait garante d'un bien-être psychologique, améliorant l'humeur et l'estime de soi.

Cette sensation de bien-être s'explique par une élévation du taux de sérotonine (un neuromédiateur impliqué dans la régulation de l'humeur et la motivation) dans le cerveau qui entraîne un véritable effet antidépresseur permettant de maintenir votre motivation à poursuivre vos efforts sur le chemin de la minceur.

Bien souvent, tous les prétextes sont bons pour éviter l'activité physique : pas le temps, fatigue, pas envie... Et c'est bien dommage, d'autant plus que, très vite, vous récolterez les fruits de vos efforts à bien des niveaux. Quelquefois, il est plus simple de trouver votre motivation en pratiquant une activité en couple, en famille, entre amis ou en vous inscrivant à un club sportif ou une salle de gym. Dix minutes de gymnastique et une marche de trente minutes par jour vous apporteront déjà des bienfaits inestimables. Si, en plus, vous pouvez trouver un créneau pour pratiquer un minimum d'une heure de sport deux ou trois fois par semaine dans le plaisir et la bonne humeur, ce sera super ! À vous de trouver quel sport vous convient le mieux et vous motive : randonnée, aquagym, tennis, vélo, exercices en salle...

Si votre motivation est de perdre du poids et d'améliorer votre silhouette, mieux vaut travailler en endurance, car votre organisme puise d'abord dans les sucres contenus dans les muscles et le foie. Comme expliqué plus haut, en augmentant votre masse musculaire, votre métabolisme de base augmentera aussi. Ceci veut dire que, même au repos, après une séance de sport, votre corps continue à brûler davantage de calories.

En favorisant une saine transpiration, l'exercice physique permet l'élimination de nombreuses toxines. Il est impératif de boire avant, pendant et après l'effort afin de favoriser l'élimination des toxines et de réhydrater l'organisme.

SI JUSQU'À PRÉSENT VOUS ÉTIEZ SÉDENTAIRE, quelles sont les précautions à prendre lors de la reprise d'une activité physique ?

Les seniors, les personnes souffrant de maladies cardiovasculaires, les diabétiques et les femmes enceintes doivent se soumettre à un avis médical avant de reprendre une activité sportive soutenue.

Il est prouvé que le sport diminue le risque cardiovasculaire. Sa pratique est donc un excellent moyen de prévention chez le sujet sain. De plus, l'exercice physique améliore le fonctionnement des artères coronaires et augmente de ce fait le flux sanguin, ce qui tend à diminuer les symptômes et à retarder le développement de nouvelles lésions chez les personnes ayant subi un infarctus.

Avant de débuter une séance de gym, un jogging ou toute autre activité sportive, il est toujours plus prudent d'échauffer muscles et articulations, tout particulièrement pour les seniors. Ne forcez jamais, surtout les premiers jours. Chercher à réaliser des performances à partir d'un certain âge ou en cas d'antécédents de problèmes cardiovasculaires n'est pas très prudent.

Ce qui compte avant tout, c'est de faire de l'exercice de façon régulière, votre satisfaction personnelle à faire du bien à votre corps et, évidemment, la notion de plaisir.

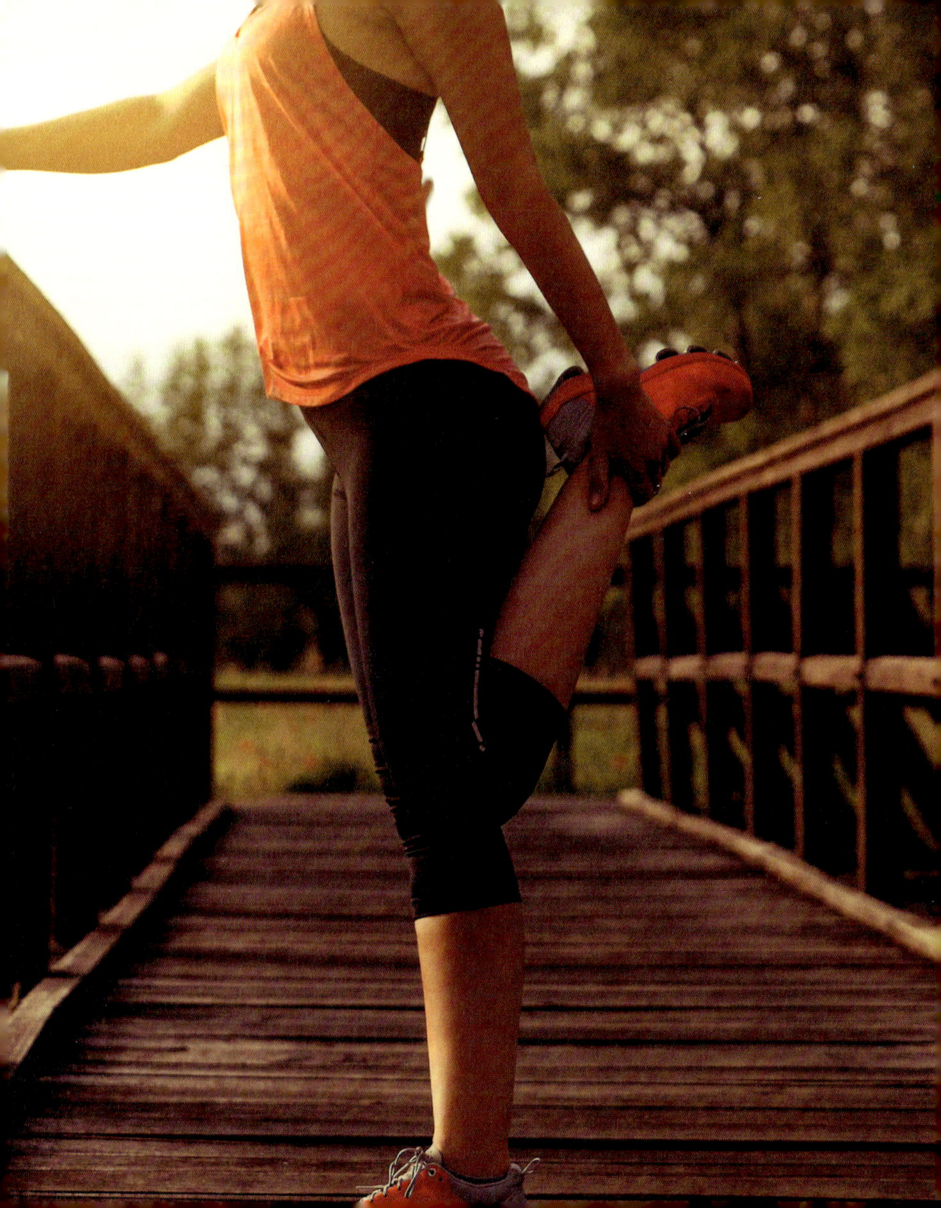

Quels sports privilégier ?

Optez avant tout pour une activité qui vous fasse plaisir, sinon votre motivation risque d'être de très courte durée !

VOUS RECHERCHEZ UN SPORT POUR VOUS AFFINER EN DOUCEUR ?

La marche

Voici un sport convenant à tout un chacun, gratuit et ne demandant pas d'équipement particulier, si ce n'est une paire de chaussures adaptées !

La marche est l'exercice physique par excellence, que l'on peut pratiquer à tout âge.
Aujourd'hui, en matière de prévention santé, on ne peut négliger l'impact de la marche autant sur le physique que sur le mental.

La marche pratiquée en pleine nature a quelque chose de fondamentalement contemplatif, pouvant s'apparenter à une forme de méditation si vous marchez seul ou dans le silence. En marchant, vous sèmerez également sur votre chemin vos soucis, vos stress, vos angoisses…

Sur le plan physique, la marche est un excellent moyen de prévenir les maladies cardiovasculaires, l'hypertension artérielle, l'embonpoint, la constipation, l'ostéoporose et le diabète, en jouant un rôle dans la diminution des besoins en insuline. Tous les gérontologues affirment que l'activité physique est indispensable aux personnes âgées. Parce qu'elle fait travailler économiquement et sans risque pour l'appareil locomoteur, la marche reste l'exercice d'entretien type recommandé aux seniors.

La marche nordique ou *nordic walking*

Elle consiste en une marche athlétique, pratiquée avec des bâtons pour favoriser la propulsion, un peu comme le ski de fond. Apparue dans les pays scandinaves en 1997 et au départ conçue pour permettre aux skieurs de fond finlandais de haut niveau de s'entraîner l'été, la marche nordique compte aujourd'hui des centaines de milliers d'adeptes en Europe.

Cette discipline est considérée aujourd'hui comme un sport complet qui active quelque 600 muscles. Elle est donc plus efficace que la marche traditionnelle.

Les bienfaits de la marche nordique sont nombreux. L'utilisation des bâtons réduit d'environ 30 % la charge sur les muscles et les articulations (chevilles, genoux, hanches).

On peut dire que le *nordic walking*, contrairement à la marche classique, fait travailler la totalité des muscles et des articulations, du cou jusqu'aux chevilles, et permet une meilleure répartition des charges du corps.

Elle favorise la prévention de l'ostéoporose : l'impact des bâtons et du pied au sol crée des vibrations dans tout le corps dans le sens de la longueur des os et aide ainsi à une minéralisation osseuse. Elle redresse également le dos et les épaules.
Voilà qui ouvre de belles perspectives aux nombreuses personnes qui souffrent de problèmes articulaires, sans parler de celles en rééducation ou ayant des soucis d'équilibre, les bâtons donnant de l'assurance surtout sur un sol irrégulier ou glissant.

L'impact de la marche nordique sur la silhouette est indéniable si elle est pratiquée régulièrement. L'alignement dans la verticalité et l'élongation de la silhouette contribuent à donner belle allure, c'est sûr, mais 80 % des muscles qui s'activent permettent de griller des calories (une heure de marche nordique permet de brûler environ 400 calories : c'est 2,5 fois plus que la marche classique !). De plus, les fessiers et les triceps étant très sollicités, vous pouvez, à raison de 2 séances par semaine, resculpter votre silhouette en 3 mois. La marche nordique tonifie la silhouette, oxygène et permet d'éliminer les toxines.

Elle est très simple et facile à apprendre. Elle renforce le système cardiovasculaire et améliore la respiration. Ce mouvement naturel et agréable incite les sédentaires à devenir plus actifs, à entretenir leur condition physique en activant leurs fonctions cardiovasculaires. La consommation d'oxygène augmente de 50 à 60 % et l'activation cardiovasculaire se développe de 32 % en moyenne. La marche nordique améliore la respiration. La position debout, en appui sur les bâtons, oblige à se tenir très droit et à avoir la cage thoracique très ouverte. Cela permet une plus grande amplitude pulmonaire et donc une meilleure oxygénation.

La marche nordique permet de contrôler votre stress. En effet, marcher en pleine nature, notamment en forêt, dans le calme et la sérénité, assure un équilibre moral. Résultat : une réelle détente émotionnelle et physique !

La marche nordique permet donc de profiter des bienfaits du ski de fond tout au long de l'année et par tous les temps, mais aussi de s'entraîner et de se préparer à la pratique des sports d'hiver avant les premières neiges.

Chaque saison changera vos perceptions, vos plaisirs. Printemps, été, automne, hiver, il n'est aucune saison dont vous ne tirerez profit et joie !

La course à pied
Appelée aussi jogging ou footing, la course à pied est l'une des activités physiques les plus faciles à pratiquer, avec la

marche. Une paire de chaussures de sport suffit et cette pratique est réalisable partout !

La course à pied est une activité physique d'endurance. Elle est bénéfique au système cardiovasculaire et augmente la capacité pulmonaire. Elle permet une meilleure résistance aux stress quotidiens et, conjuguée à un bon équilibre alimentaire, aide à contrôler la prise de poids.

Pratiquée à bon escient, en dehors de tout esprit de compétition qui pousse souvent à décupler les efforts, la course à pied ne présente pratiquement pas de contre-indications, si ce n'est des problèmes articulaires, notamment de l'arthrose des hanches et des genoux, ou des hernies discales.

Elle se différencie de la marche car elle est constituée d'une succession de sauts, tandis que dans la marche, il existe un contact permanent avec le sol. Dès lors, elle soumet l'organisme à des microtraumatismes répétés – appel et réception à chaque pas –, ce qui explique certains des problèmes rencontrés. C'est pourquoi il est important de bien choisir vos chaussures (elles doivent être confortables et absorber les chocs au maximum), mais aussi de sélectionner le terrain sur lequel vous pratiquez la course. Préférez la forêt dont le sol est plus souple que le macadam. Les femmes porteront un soutien-gorge adapté au sport, maintenant fermement la poitrine.

Si vous débutez ou reprenez une activité de course à pied, soyez modeste : marchez à une allure soutenue puis courez seulement quelques centaines de mètres. Arrêtez-vous, remarchez puis reprenez la course. Au fur et à mesure des entraînements, réduisez le temps de marche et augmentez celui de course en faisant attention à ne jamais être essoufflé.
Afin d'éviter crampes, courbatures et tendinites, il est primordial de boire suffisamment. Si vous devez courir plus d'une heure d'affilée, pensez à vous réhydrater très régulièrement (les magasins de sport proposent des petits sacs à dos avec une poche souple munie d'un petit tuyau qui permet de boire tout en courant). Il est recommandé de boire par petites quantités à la fois lors de la course. Pensez à pratiquer quelques exercices d'étirement avant et après l'effort.

Le cyclisme

Il fait partie de ce que l'on appelle les sports portés, faisant travailler principalement les membres inférieurs sans aucune contrainte pour les articulations de la hanche, du genou ou de la cheville. Il s'agit d'une discipline souvent utilisée pour un certain nombre de rééducations post-traumatiques.

La pratique régulière du cyclisme permet de lutter contre l'hypertension, augmente la performance cardiaque et respiratoire et prévient l'obésité.

Le cyclotourisme en équipe est très convivial et plaisant. Il permet le partage. C'est l'occasion de rencontrer d'autres passionnés de la petite reine et de découvrir les richesses du patrimoine d'une région, ain-

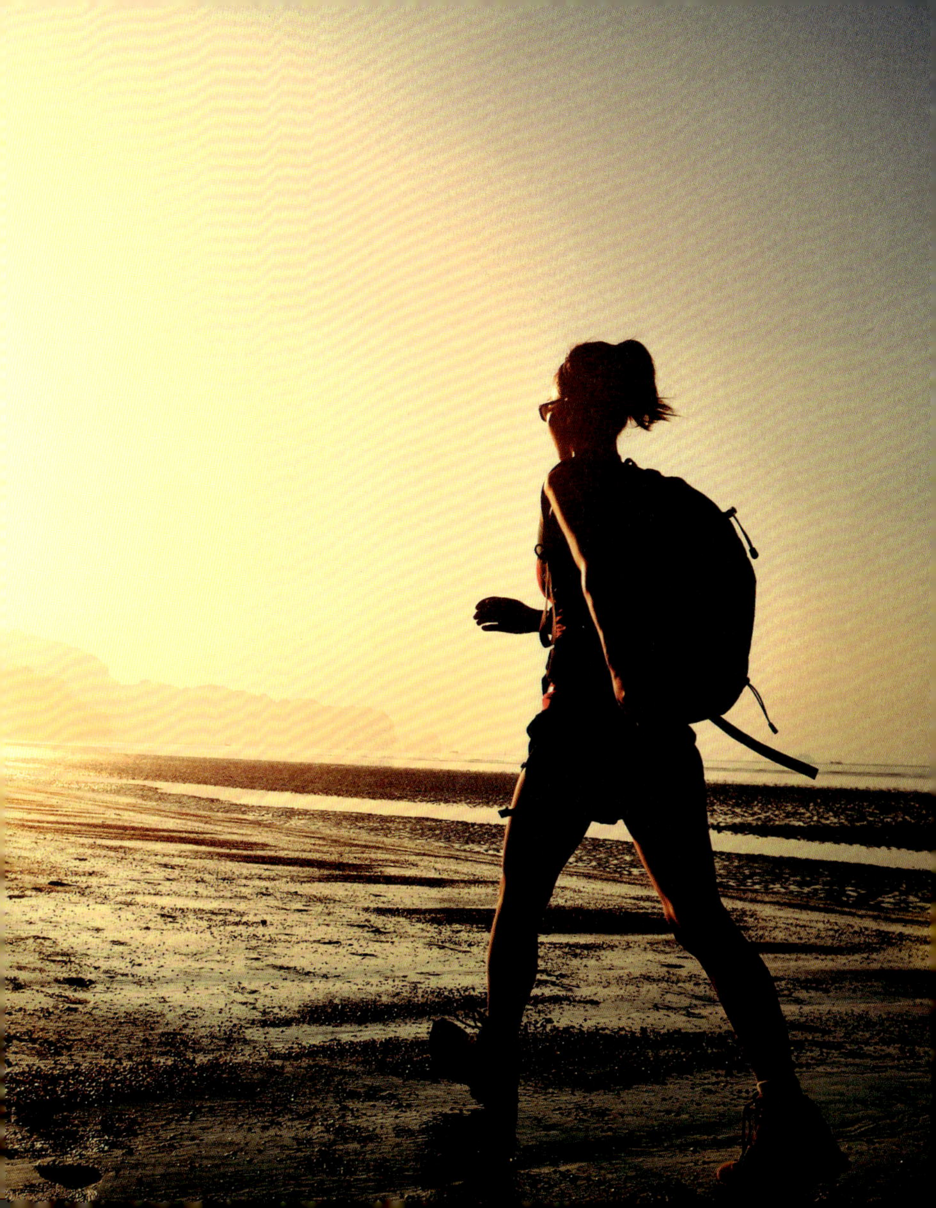

si que les paysages les plus divers, tout en excluant toute forme de compétition. La diversité des organisations permet à chacun de trouver des sorties adaptées à son niveau, sa forme du moment, ses objectifs, selon le thème de la randonnée.

La pratique du vélo est numéro un parmi les activités sportives retenues par le corps médical dans le cadre de la rééducation cardiaque. Comme dans toutes les disciplines sportives susceptibles de solliciter fortement le cœur, un examen médical de test à l'effort reste donc indispensable pour les seniors ainsi que pour les personnes ayant des antécédents de maladies cardiovasculaires.

Comme pour la randonnée pédestre, l'hydratation est très importante, en particulier lorsqu'il fait chaud. Il convient donc d'avoir toujours suffisamment d'eau dans sa gourde et surtout de penser à boire régulièrement. Veillez également à prévenir la survenue d'une hypoglycémie en ayant toujours à portée de main fruits secs ou autres barres énergétiques car, à bicyclette, l'hypoglycémie peut provoquer une perte de vigilance pouvant entraîner une chute.

Lors de la pratique du cyclisme, des douleurs dorsales signalent souvent le fait que les réglages de la bicyclette sont mal adaptés à la morphologie du cycliste.

Plutôt que de prendre la voiture pour aller acheter le pain, enfourchez votre bicyclette ! Au lieu de dépenser votre essence, vous brûlerez quelques calories !

La gymnastique en salle, la musculation, la danse

Si vous avez le rythme dans la peau, la danse, la zumba, l'aérobic sont faits pour vous. Il existe de multiples cours en salle ou dans des associations de quartier. Sur un accompagnement musical, vos efforts, quoique soutenus, vous sembleront tout de suite moins difficiles ! La zumba, mélange de danse et de fitness, est à l'origine d'une dépense calorique importante tout en restant très ludique. Vous vous affinerez ainsi dans la joie et la bonne humeur.

Les avantages de la gym en salle sont nombreux : on y retrouve des appareils de musculation divers et variés (vélos elliptiques, rameurs, tapis de course, appareils servant à muscler des zones spécifiques : bras, cuisses, abdominaux).

Certaines salles proposent un coaching, ce qui est important lorsqu'on est débutant : il permettra d'apprendre les bons gestes et les bonnes positions pour ne pas se faire mal. La gym en salle de sport, c'est aussi une ambiance conviviale et dynamique qui vous pousse à vous dépasser. La musique vous aide à garder le rythme.

Et sus aux idées reçues, la musculation n'est pas seulement faite pour les hommes voulant gagner du volume ! Des fesses plus rebondies, un ventre plat, des bras fermes… vous apprendrez à sculpter votre corps sans pour autant perdre votre féminité ou ressembler à Musclor.

Il n'y a aucune inquiétude à avoir pour les femmes. Les hommes, en produisant dix fois plus de testostérone, une hormone liée à la masse musculaire et à l'anabolisme, se musclent davantage que la gent féminine.

Les sports aquatiques

Natation, aquagym, aquabike ou aquarunning auront pour effet de faire travailler l'ensemble du corps, des épaules aux mollets, tout en vous apportant une sensation de légèreté et de délassement. Les activités aquatiques sont particulièrement recommandées aux personnes en fort surpoids car, en apesanteur, les contraintes articulaires sont bien plus faibles qu'au sol !

La natation

C'est une activité sportive qui peut être pratiquée par tout un chacun selon ses propres capacités.

Les bénéfices sur la santé de la pratique de la natation sont nombreux : tout comme pour l'aquagym, on travaille en apesanteur. Les articulations sont peu sollicitées et les muscles travaillent contre la seule résistance de l'eau. Il s'agit donc d'une activité sportive particulièrement indiquée pour les personnes en surpoids ou souffrant d'arthrose.

La musculature se trouve renforcée notamment au niveau des cuisses, des jambes, des épaules, du ventre et du dos. Le dos crawlé est excellent pour les personnes souffrant de dorsalgies.

De plus, l'eau exerce un véritable massage bienfaisant. La natation permet d'affiner la silhouette grâce aux mouvements tout en longueur, notamment lorsque l'on pratique le crawl. C'est un sport d'endurance qui se pratique en douceur, mais l'effet massant de l'eau associé aux mouvements relance la circulation et chasse les capitons.

La natation permet également de moduler les mouvements respiratoires à l'effort et contribue donc à une meilleure capacité pulmonaire. En sollicitant l'appareil cardiovasculaire, elle renforce le muscle cardiaque, régularise la tension artérielle, baisse la fréquence cardiaque autant à l'effort qu'au repos, permet une meilleure tolérance à l'effort et contribue à faire baisser le taux de cholestérol.
Nager est aussi bénéfique pour la circulation veineuse. En position allongée, le retour du sang veineux vers le cœur est facilité, car il n'a pas à lutter contre la pesanteur.

Enfin, la natation est intéressante dans le cadre de la gestion du stress, car elle permet la relaxation. Elle est donc particulièrement recommandée aux personnes nerveuses, irritables, impulsives. Elle aide à retrouver un sommeil récupérateur car une saine fatigue physique favorise l'endormissement !

La gymnastique aquatique

C'est une activité sportive qui se pratique tout en douceur et qui muscle harmonieusement le corps à condition de la pratiquer avec régularité (en moyenne, deux séances de quarante-cinq minutes par semaine). C'est d'ailleurs l'une des disciplines les plus complètes, car tous les muscles du corps sont sollicités : abdominaux, fessiers, cuisses, mollets, bras, épaules, sans fatigue ni courbatures.

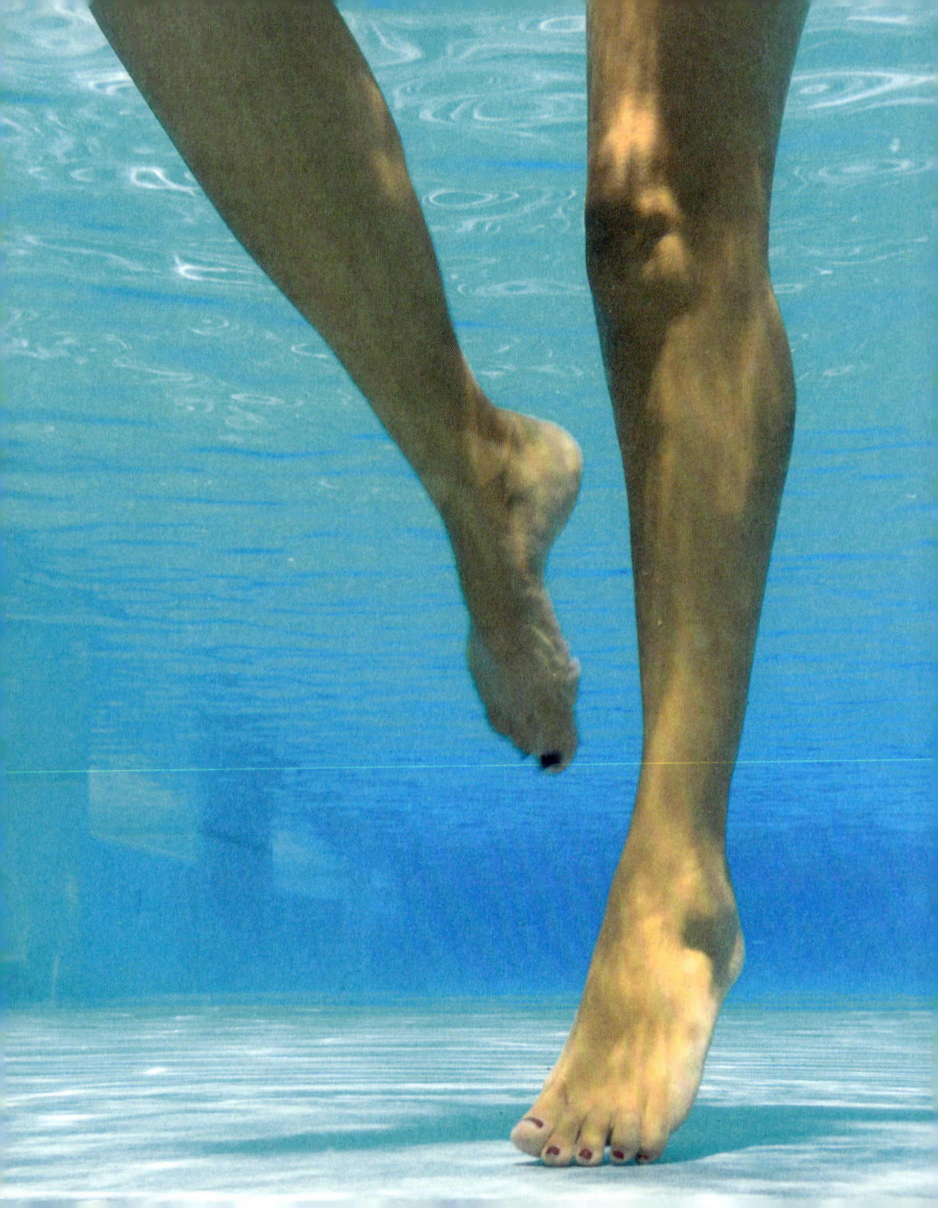

Contrairement à la gymnastique au sol, le poids du corps est allégé, l'eau nous porte. La colonne lombaire est soutenue par la pression de l'eau, les articulations sont ménagées. Peu de risques de se bloquer le dos ! Les mouvements de gymnastique effectués dans l'eau tiennent compte de la résistance aquatique et sont d'autant plus efficaces. Trente minutes de gymnastique aquatique correspondent à une heure et demie de gymnastique au sol. La portance naturelle de l'eau rend le corps plus léger et, par conséquent, les mouvements plus aisés.

Tout en allégeant le corps grâce à l'effet de quasi-apesanteur, la fameuse poussée d'Archimède, l'eau oppose une résistance, ce qui rend les exercices plus efficaces. De plus, l'effet massage apporté par des mouvements toniques améliore la circulation veineuse et prévient la cellulite.

La gym aquatique se pratique généralement en piscine, avec des cours dispensés par un animateur ou un maître-nageur. Elle peut également se faire en mer ou dans un lac, songez-y pour des vacances toniques !

Il n'est pas nécessaire de savoir nager pour pratiquer la gym aquatique car les cours ont généralement lieu là où l'on a pied. Selon l'animateur, les cours sont plus ou moins toniques, avec ou sans matériel : ceintures abdominales, palmes, gants palmés, haltères, frites, planches, élastiques, steps… La séance débute toujours par un échauffement et se termine par des étirements et de la relaxation. Vous pouvez également, si vous le désirez, commencer et terminer par quelques longueurs de bassin.

La gymnastique aquatique combine cardio-training et travail musculaire. L'aquagym est donc le sport idéal pour les personnes en surpoids, les seniors, les femmes enceintes (sur avis médical), car les mouvements dans l'eau sont plus faciles.

L'aquabiking

Cette discipline a le vent en poupe car elle consiste à pédaler dans l'eau sur une sorte de vélo d'appartement. Son côté ludique séduit.

Cette activité sculpte les jambes et affine la silhouette presque sans effort en comparaison avec le vélo classique. La circulation veineuse et lymphatique est stimulée sans douleur. L'aquabiking permet de lutter efficacement contre la rétention d'eau et la cellulite. Au fur et à mesure, vos jambes vont s'affiner. Autre point positif pour la ligne : le fait de pédaler dans l'eau provoque un mouvement qui masse les fesses, les mollets, les cuisses et le ventre. Plus vous bougerez, plus le massage sera efficace !

L'aquarunning

C'est une discipline aquatique consistant à reproduire dans l'eau les mouvements de la course à pied. L'aquajogging (ou aquarunning) peut se pratiquer en piscine, dans la mer ou dans tout plan d'eau (lac, étang, rivière), soit en eau peu profonde si vous ne désirez pas perdre pied, soit en eau profonde, ce qui demande un petit équi-

pement (ceinture abdominale de flottaison).
C'est un sport accessible à tous. Dans l'eau, vous pesez environ le dixième de votre poids, ce qui signifie que plus le niveau de l'eau sera élevé, plus ce sera facile.

Les bienfaits de l'aquajogging sont nombreux. Tout comme son homologue sur sol, le jogging aquatique est un sport d'endurance, mais il développe également la souplesse.

L'aquarunning vous fera des jambes de star et renforcera la musculature des abdominaux et du dos. Voilà pourquoi il s'agit d'un sport recommandé aux personnes souffrant de lombalgies.

C'est le sport idéal pour les coureurs à pied désirant récupérer d'une blessure, surtout s'ils veulent continuer à courir sans se faire mal. D'une part parce qu'en milieu aquatique il y a une certaine apesanteur, d'autre part parce que le fait de bouger dans l'eau équivaut à une séance de massage. Cet exercice est également un excellent complément au jogging traditionnel, permettant de minimiser la fatigue en économisant l'usure autant articulaire que musculaire et tendineuse.

Au niveau cardio, l'eau provoque une résistance 15 fois supérieure à celle de l'air. Cette pression est excellente pour le retour veineux car elle réalise un massage naturel en appuyant sur les muscles. Résultat : non seulement la fréquence cardiaque augmente en douceur avec l'effort, mais on s'essouffle moins que lors d'un jogging normal car le sang remonte plus aisément vers le cœur. De plus, la course sur sol peut provoquer des problèmes circulatoires de type varices, ce qui n'est pas le cas pour la pratique de la course dans l'eau.

Autre avantage, contrairement à la course à pied, surtout si vous ne portez pas les chaussures adéquates, courir dans l'eau, même pieds nus, permet de réduire les risques de blessures, la pression de l'eau amortissant les chocs et minimisant les risques de courbatures, de claquages ou d'élongations musculaires.

Pratiqué en milieu marin, cet exercice se révèle particulièrement tonifiant. Les embruns sont riches en ions négatifs qui apportent détente et bien-être. L'iode, quant à lui, est un oligoélément indispensable au bon fonctionnement de la glande thyroïde. Cerise sur le gâteau, il favorise naturellement la perte de poids, surtout si vous profitez de votre séjour pour mettre à votre table poisson, coquillages et crustacés (sans la mayonnaise).

En piscine, l'aquajogging peut se pratiquer toute l'année puisqu'il n'est pas tributaire des conditions météo.

EST-IL VRAI QU'IL FAUT BOUGER AU MOINS 45 MINUTES avant de commencer à brûler des graisses ?

Aujourd'hui, on a tendance à dire que ces études anciennes s'avèrent quelque peu obsolètes. C'est ainsi que l'on a récemment découvert qu'il n'est pas nécessaire d'avoir une activité ininterrompue d'une durée de quarante-cinq minutes : 4 périodes de dix minutes dans la journée procureraient autant de bienfaits pour le renforcement musculaire et la souplesse des articulations. Brûlées dans les mitochondries que l'on trouve dans la plupart de nos cellules, les graisses sont l'énergie de base dans laquelle puise l'organisme pour assurer toutes les tâches d'entretien et d'amélioration des tissus.

Par conséquent, nous en consommons en permanence, même au repos. En revanche, lorsque vous vous adonnez à l'exercice physique, la quantité de graisses arrivant aux mitochondries augmente pour permettre à vos muscles de fonctionner. Résultat, vous brûlez davantage de graisses.

En revanche, si l'on recherche l'effet déstressant, ce n'est qu'au bout de trente minutes d'activité physique que le corps commence à sécréter des endorphines, nos hormones antistress.

Si vous n'avez pas le temps de consacrer trente minutes par jour à une activité sportive, essayez au minimum de programmer ce type d'exercice de trente minutes à une heure, trois fois par semaine. Cela vous aidera à lutter contre le stress. C'est également la fréquence recommandée d'un point de vue santé en général.

COMMENT ÉVITER COURBATURES ET CRAMPES après une séance de sport ?

Avant et après toute pratique sportive, quelle qu'elle soit, il est important de pratiquer des étirements. N'oubliez pas de vous hydrater avant, pendant et après l'effort en buvant une eau faiblement minéralisée à température ambiante.

Après l'effort, une eau gazeuse mélangée pour moitié à du jus de pomme permettra de vous réhydrater et de vous reminéraliser. Un bain à 38 °C additionné de 3 bonnes poignées de bicarbonate de soude, ou une séance de sauna, permettent de corriger l'excès d'acide lactique, limitant de ce fait fatigue, crampes et courbatures.

Je recommande aussi que le repas suivant une course ou une séance de sport particulièrement dense soit composé d'une soupe aux légumes, suivie éventuellement d'une compote de pommes. Cela vous permettra de drainer les toxines générées par un effort important.

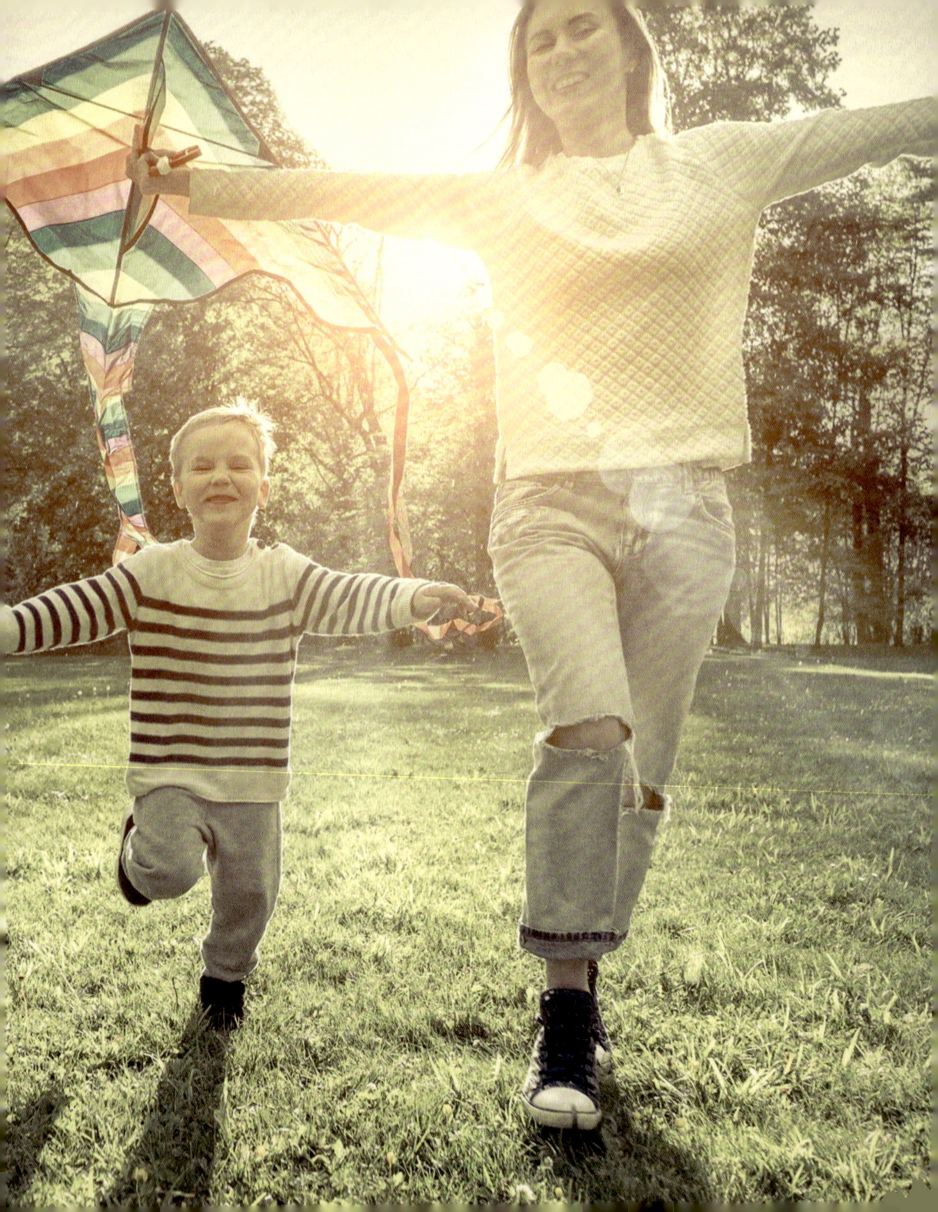

PETITES SUGGESTIONS COMPLÉMENTAIRES À LA PRATIQUE SPORTIVE

Tout au long de la journée, ne loupez pas une occasion de bouger !

Chaque fois que c'est possible, montez les escaliers plutôt que d'emprunter l'ascenseur ou les tapis roulants des grands magasins.

Si vous prenez les transports en commun pour vous rendre au travail, descendez, si vous le pouvez, à un arrêt un peu plus éloigné afin de marcher un minimum.

Si possible, profitez de la pause déjeuner pour faire un peu de marche.

Si vous avez un chien, accompagnez-le dans sa promenade quotidienne, voire biquotidienne.

Allez acheter votre pain à pied ou à bicyclette.

Si vous devez accompagner vos enfants à l'école et que celle-ci n'est pas trop éloignée, emmenez-les à pied. Cela leur fera également le plus grand bien et leur donnera de saines habitudes.

Emmenez-les aussi en balade en forêt à pied ou à vélo, proposez-leur des parties de ballon, accompagnez-les à la piscine... Ils seront ravis !

BIEN MAN

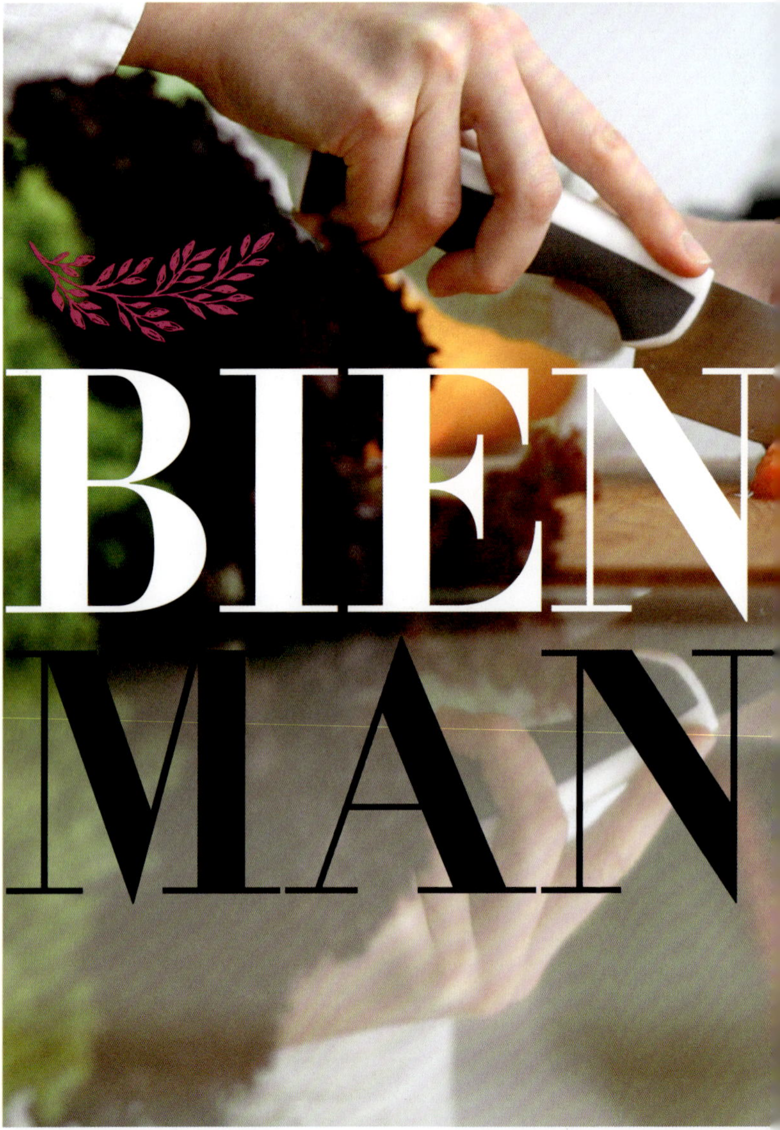

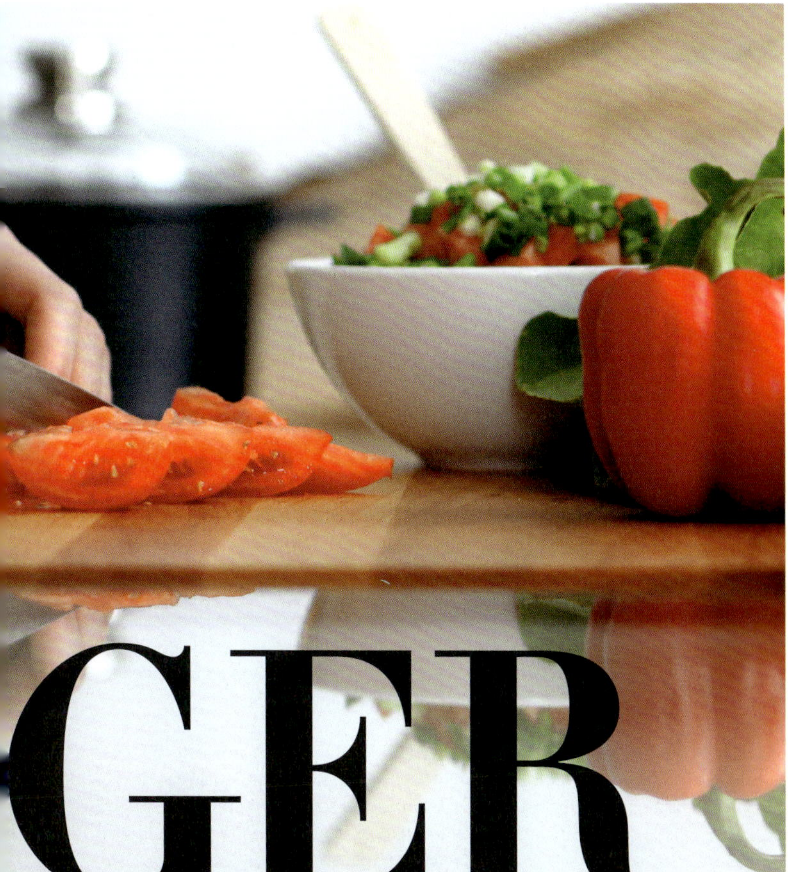

GER

pour mieux mincir

Les bases de l'équilibre alimentaire

Vous l'avez compris : j'attache beaucoup d'importance à l'aspect psycho-émotionnel, à la gestion du stress, à la qualité du sommeil et à l'activité physique dans le cadre de la gestion du poids.

Je ne vous propose pas de régime, ce livre serait plutôt un plaidoyer anti-régime, puisque les régimes, vous le savez maintenant, ne servent à rien ! Ce n'est toutefois pas une invitation à manger n'importe quoi en n'importe quelle quantité.

J'aimerais vous transmettre les bases d'une alimentation équilibrée, saine, variée, à mettre en pratique de façon durable, sans privations et sans frustrations, seul gage de réussite sur le long terme, combinée à la gestion des émotions et à l'activité physique !

Il est très important pour moi, et pour vous aussi je l'imagine, que manger équilibré et sainement reste un plaisir. *Exit* les régimes tristounets et privatifs !

Il est tout à fait possible de faire rimer gastronomie et minceur, gastronomie et santé. Une cuisine qui se veut diététique ne doit à aucun moment être synonyme de tristesse et de frustration et la notion de plaisir doit être au rendez-vous à chaque repas.

Nous connaissons aujourd'hui l'importance d'une alimentation saine et vivante. Mais comment procéder pour s'extraire du dédale d'informations parfois contradictoires, quelquefois dictées par l'appartenance de certains nutritionnistes à des multinationales de l'agroalimentaire, ou parfois trop techniques aussi (comptage des calories, pourcentage en protéines, en glucides, en lipides...) ?

Certains courants préconisent des assiettes frugales, pourtant qualifiées de diététiques, qui sont tellement tristes qu'il est impossible, sous peine de perdre sa joie de vivre, de poursuivre un tel régime ! Il en va de même pour certaines diètes à visée amincissante imposées par le diktat de la minceur, à l'image des mannequins extrêmement minces que l'on rencontre sur les podiums ou au fil des pages des magazines féminins : qui donc peut survivre à une diète quotidienne composée d'un œuf dur et de quelques feuilles de salade sans assaisonnement, accompagnés d'un yaourt à 0 %, d'une pomme et d'un verre de poudre protéinée ?

Ces dernières décennies, des scientifiques se sont penchés sur notre assiette et sur la relation entre alimentation et santé, démontrant les incidences de notre mode alimentaire sur la survenue de maladies dégénératives, métaboliques... Je pense notamment aux docteurs Catherine Kousmine, Jean Seignalet, et aux professeurs Joyeux et Belpomme (tous deux cancérologues). Tous sont unanimes pour dire que nous ne consommons plus suffisamment de fruits et légumes frais, mais trop de sucres, de mauvaises graisses, de nourriture industrielle, raffinée, bourrée de pesticides et d'additifs en tout genre. Pour votre santé, pour leurs qualités gustatives, donnez la préférence aux produits de saison, du terroir, si possible biologiques.

L'être humain est tributaire des rythmes naturels. Les végétaux sont naturellement adaptés à ces rythmes. Si vous voulez vous mettre au diapason, il vous faut manger des plats de saison, c'est-à-dire vous réchauffer en hiver et vous rafraîchir à la belle saison, notamment avec une profusion de fruits et légumes.

ON PEUT RÉSUMER LES LOIS FONDAMENTALES d'une alimentation saine avec la règle des trois V :

- **V comme végétal** : votre assiette doit contenir une belle proportion végétale (la moitié de votre assiette en légumes crus et cuits).

- **V comme vivante** : nous parlons d'aliments non irradiés, biologiques, de première fraîcheur, crus ou cuits avec des méthodes de cuisson tendant à préserver la vitalité des aliments. Optez pour des cuissons à vapeur douce, en étuvage dans des cocottes en inox à fond épais, à basse température, dans un omnicuiseur..., et évitez autant que possible les cuissons au barbecue (on peut néanmoins se faire plaisir de temps en temps !), la cocotte-minute montant trop en température, le micro-ondes.

- **V comme variée** : d'une part, pour diversifier les éléments nutritifs, d'autre part, pour éviter qu'une monotonie alimentaire ne s'installe. Chaque repas devrait surprendre vos sens et pas seulement vos papilles. Il faudrait concevoir la cuisine comme une œuvre d'art, avec un brin d'imagination et de créativité. Agrémentez vos salades de quelques fleurs comestibles, jouez avec les couleurs... Votre assiette devrait ressembler à la palette d'un peintre avec des végétaux de toutes les couleurs !

Quelques clefs

EN FAVEUR D'UNE ALIMENTATION SAINE

- Utilisez uniquement des **huiles biologiques de première pression :** olive et coco pour la cuisson ; noix, colza, lin ou un mélange d'huiles riches en oméga-3 pour l'assaisonnement des crudités. Une fois la bouteille ouverte, les huiles riches en oméga-3 doivent être stockées au frais et à l'abri de la lumière. Achetez toujours des bouteilles en verre teinté. Si vous aimez la saveur de l'huile d'olive pour vos vinaigrettes, notamment avec des tomates ou des poivrons, faites moitié-moitié avec une huile riche en oméga-3.

- Faites la chasse aux **graisses industrielles,** aux margarines hydrogénées, aux acides trans.

- **Diminuez la consommation de viande et de charcuterie,** sauf le jambon à l'os. Privilégiez toutes sortes de volaille et le lapin, de qualité bio ou du moins Label Rouge fermier.

- Mangez des **œufs bio**, de poules nourries au grain et élevées en plein air, qualité Bleu, Blanc, Cœur (nourries avec des graines de lin, riches en oméga-3).

- Consommez régulièrement du **poisson** en alternant les poissons blancs et les poissons dits gras, riches en oméga-3. Privilégiez les petits qui sont moins pollués par les métaux lourds (sardine, maquereau, hareng, truite).
Attention, les oméga-3, tout comme la vitamine C, sont détruits par une cuisson supérieure à 100 °C. Optez donc pour une cuisson à basse température (vapeur douce, omnicuiseur, juste poché dans le court-bouillon éteint, au four traditionnel ne dépassant pas 100 °C...).

- Augmentez la consommation de **légumes et fruits frais de saison.**

- Réhabilitez les **légumes secs.**

- Buvez au moins **1,5 litre par jour** d'une eau faiblement minéralisée.

- Buvez 2 à 3 tasses de **thé vert** par jour.

- **Diminuez le sel.** Utilisez du sel de mer gris non raffiné, du sel rose de l'Himalaya, ou encore un mélange de sel et d'herbes aromatiques.

- **Limitez** la cuisson au barbecue et à la poêle surchauffée.

- **Limitez l'alcool.**

- Réduisez fortement la consommation de **sucre blanc raffiné,** de pâtisseries, sucreries, chocolat, glaces...

- Supprimez les **édulcorants** et les exhausteurs de goût.

- Dans la mesure du possible, remplacez les **laitages de vache** par ceux de chèvre ou de brebis, en ne dépassant pas une portion par jour.

- Une règle d'or : **arrêtez de grignoter** entre les repas !

Le must : des tartares de poisson. Congelez le poisson soixante-douze heures au préalable afin de détruire les éventuels parasites, puis découpez-le en tranches très fines (alors qu'il est encore à moitié congelé), arrosez d'un jus de citron, éventuellement d'un filet d'huile et parsemez de pluches d'aneth. Réservez au frais au moins trente minutes avant de consommer.

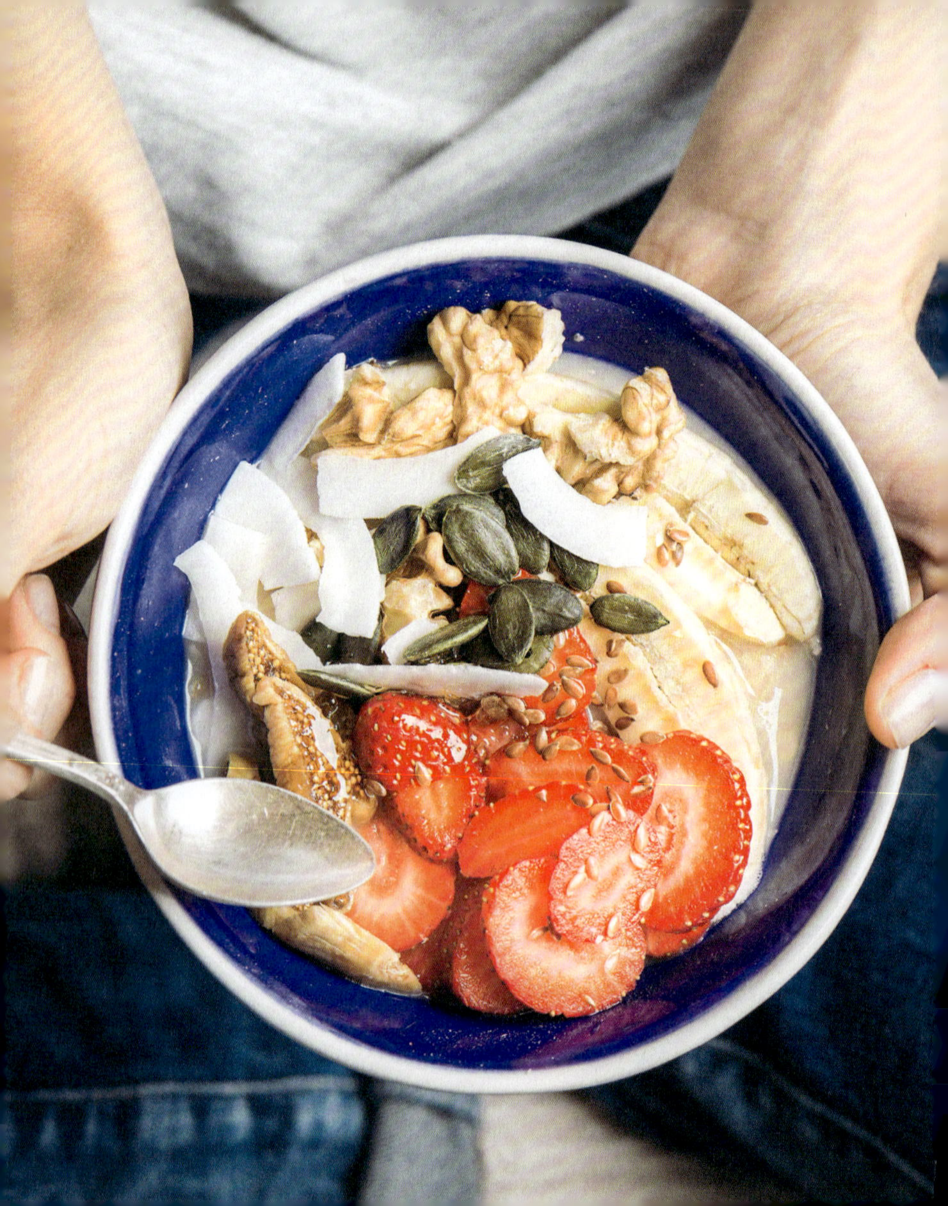

Protéines, glucides, lipides... quels aliments privilégier ?

LES LÉGUMES ET LES FRUITS

Manger 4 à 6 portions de légumes par jour et des fruits frais en en-cas deux fois par jour aide à la perte de poids. Pourquoi ? Parce que les fibres contenues dans les végétaux emprisonnent une partie des graisses et des sucres contenus dans le bol alimentaire, elles favorisent un bon transit et apportent une impression de satiété.

Les légumes aux repas remplacent avantageusement de trop grandes quantités d'aliments plus riches et fournissent une foule d'éléments nutritifs forts intéressants (vitamines, minéraux, fibres).

LES PROTIDES

Les protéines servent à l'édification, à la croissance et au renouvellement cellulaire. Elles sont indispensables à la vie et doivent figurer en bonne proportion dans votre assiette.

Une alimentation riche en protéines est une alimentation qui va faire appel à la viande, en privilégiant la volaille, le lapin, le poisson, les œufs, les fruits de mer, mais aussi aux protéines végétales (association de céréales et légumineuses ou de fruits à coque).

VOICI DES EXEMPLES DE PROTÉINES INCLUSES DANS LES DIFFÉRENTS REPAS DE LA JOURNÉE

- **Petit-déjeuner :** 2 œufs à la coque ou 1 tranche de jambon ou de blanc de volaille, ou 1 portion de laitage de chèvre ou de brebis (fromage, yaourt ou fromage blanc), ou 1 poignée de fruits secs et d'oléagineux.
- **Déjeuner et dîner :** 1 portion de 150 g de viande, de poisson ou de fruits de mer, ou 2 œufs, ou encore une association de légumineuses ou châtaignes et de céréales (ou de graines s'apparentant aux céréales : quinoa, sarrasin, sésame, chia, lin...).

En revanche, n'oubliez pas d'ajouter une bonne proportion de légumes, afin de combattre l'acidose qui résulte d'une consommation protéinée, ainsi qu'une petite portion de féculents afin d'assimiler les nutriments de votre repas (voir p. 11 « Les dangers des régimes dissociés »).

Ajouter une faible source de glucides et de lipides ne vous fera pas grossir, mais va simplement permettre à votre organisme de fonctionner correctement, sans carences. Les aliments protéinés jouent sur la satiété et vous permettent, avec les légumes, riches en fibres, d'être rassasié plus vite, donc de manger moins. De plus, accompagnées d'un exercice physique régulier, les protéines augmentent la masse musculaire et diminuent la masse grasse. Inscrivez donc une portion de protéines à chaque repas !

Les protéines végétales

Les céréales et les légumineuses, les graines et les fruits secs sont riches en protéines, sels minéraux divers, vitamines et fibres. Dans nos pays industrialisés, la diminution de la consommation de céréales va de pair avec l'augmentation catastrophique des graisses et des sucres raffinés. Pour que les protéines des céréales soient parfaitement assimilées, elles doivent être associées avec des légumineuses (lentilles, pois cassés, haricots secs, pois chiches...), des graines (lin, sésame, quinoa, sarrasin, chia...) ou encore des fruits secs (châtaignes, noix, noisettes, amandes, raisins secs...).

Les protéines animales

La viande est riche en protéines de bonne qualité, contenant l'ensemble des acides aminés, dont la précieuse lysine que notre organisme ne peut synthétiser. L'abus de consommation de protéines animales issues de viandes rouges peut nuire à la santé. La viande rouge (bœuf, veau, mouton, porc, gibier, abats...), et la charcuterie notamment, contiennent des graisses animales saturées en grande quantité, dont le rôle dans les maladies cardiovasculaires et cérébro-vasculaires n'est plus à démontrer. Ces viandes ne devraient pas se retrouver dans votre assiette plus d'une ou deux

VOICI DES EXEMPLES D'ASSOCIATION DE CÉRÉALES ET LÉGUMINEUSES QUE L'ON RETROUVE DANS DIFFÉRENTES ETHNIES :

- Semoule de blé + pois chiches + raisins secs dans le couscous : un plat des pays du Maghreb.
- Haricots rouges + maïs + riz dans le chili : un plat d'Amérique Latine.
- Pâtes et haricots secs dans le minestrone : un plat italien.
- Lentilles + riz dans le dhal : une spécialité indienne.

Lorsque les apports sont supérieurs aux besoins, les sucres se transforment en graisses qui s'accumulent.

fois par semaine. Mieux vaut privilégier la volaille et le lapin, pauvres en graisses saturées et riches en acides gras mono- et polysaturés, recommandés pour la prévention des maladies cardiovasculaires. Il va de soi que la volaille sera d'origine biologique ou du moins Label Rouge, nourrie au grain et élevée en plein air, limitant de ce fait le taux élevé de dioxine et autres produits indésirables présents dans les volailles de l'élevage en batterie.

Une consommation excessive de viande rouge, outre les conséquences relatées sur les maladies cardiovasculaires, est aussi en relation significative avec la fréquence des cancers colorectal, du sein et de la prostate. L'excès de protéines animales est également associé à une perte importante de calcium dans les urines, ce qui favorise la déminéralisation osseuse, l'ostéoporose, les affections rhumatismales. En effet, une consommation excessive de viande acidifie le terrain. Afin de neutraliser cette acidose, le corps réagit en puisant des substances basiques, dont le calcium, ce qui provoque la déminéralisation. Enfin, trop de protéines fatiguent les reins.

Les poissons, coquillages et crustacés
Le poisson est aussi riche en protéines que le bœuf et il est également très riche en fer. Rappelons qu'une carence en fer peut entraîner fatigue et manque de résistance. Les statistiques prouvent que deux femmes sur trois en âge de procréer manquent de fer. Les protéines et le fer des produits marins sont particulièrement bien assimilables, ce qui permet de suppléer sans problème la viande.

Les poissons dits gras sont également de bonnes sources d'oméga-3. Malgré cette dénomination, ils sont souvent moins gras que les viandes les plus maigres !

Les œufs
Les protéines des œufs sont particulièrement assimilables par l'organisme. On a tendance à réduire leur consommation, à tort, dans le cadre du plan de lutte contre le cholestérol. Or, il semblerait que la lécithine contenue dans le jaune d'œuf émulsifierait son cholestérol. Choisissez des œufs biologiques de poules nourries au grain enrichi de graines de lin riches en oméga-3.

LES GLUCIDES

Les glucides sont avant tout un combustible fournissant l'énergie nécessaire à la

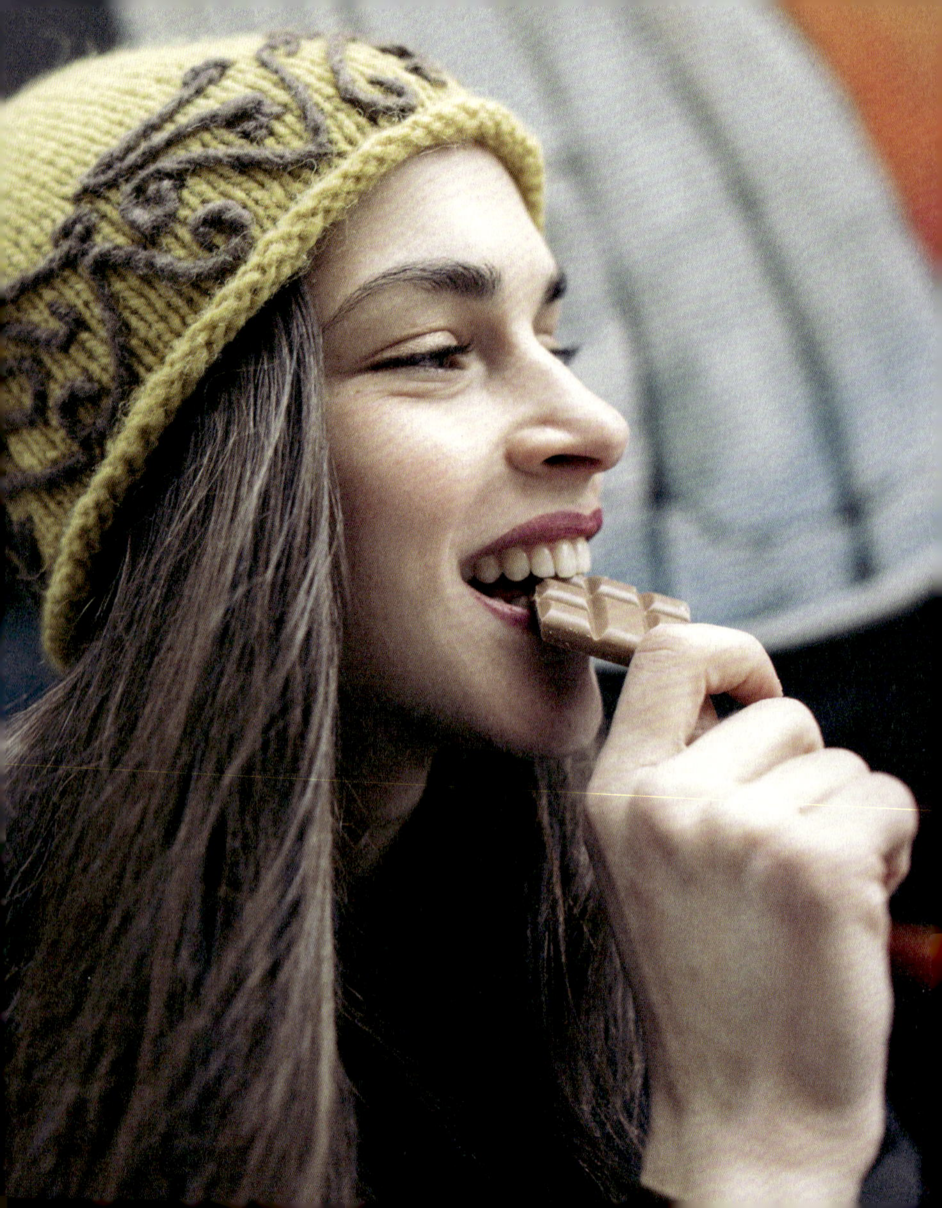

vie des cellules nerveuses, qui en sont très friandes. Notre cerveau est un grand consommateur de sucres.

Mais lorsque les apports sont supérieurs aux besoins, les sucres se transforment en graisses qui s'accumulent dans les cellules adipeuses, d'où obésité ou tendance au diabète, ainsi que dans les artères, d'où athérosclérose. L'excès de sucre favorise aussi la perturbation de la flore intestinale et la prolifération des champignons (mycoses intestinales, vaginales...) et affaiblit le système immunitaire.

Il existe 2 catégories de glucides, les simples et les complexes.

Les glucides simples
Les aliments au goût sucré tels que les fruits, les confiseries, le sucre de table, le lactose (sucre contenu naturellement dans le lait et les produits laitiers) augmentent rapidement le taux de glucose dans le sang. C'est ce qui leur a longtemps valu l'appellation de « sucres rapides ».

Les glucides complexes
Ils regroupent les féculents, qui sont généralement les aliments issus de céréales complètes, les légumineuses, certains légumes comme les pommes de terre. L'absorption des glucides complexes est plus longue que celle des glucides simples, c'est pourquoi on les appelait naguère des « sucres lents ».

Quel type de glucides privilégier ?
Plus les glucides sont simples, plus votre corps va les digérer et les assimiler rapidement. À l'inverse, avec les glucides complexes, la digestion et l'absorption seront ralenties. Cette notion de vitesse est essentielle car, plus l'absorption sera rapide, plus le taux d'insuline augmentera dans le sang. Voilà pourquoi les glucides simples favorisent l'hyperglycémie, qui entraîne hypoglycémie, diabète et obésité.

De leur côté, les glucides complexes sont assimilés progressivement et n'entraînent pas de pic de glycémie. De ce fait, ils réduisent le risque de diabète et de maladies cardiovasculaires, d'autant plus qu'ils sont généralement naturellement présents dans des aliments non transformés, riches en fibres, minéraux et vitamines. Un véritable atout santé !

L'index glycémique des aliments
En plus de la classification des glucides simples et complexes, nous parlons beaucoup d'index glycémique depuis ces dernières années.

Le sucre industriel ne correspond à aucun besoin physiologique.

L'index glycémique (IG) est une échelle qui classe les aliments riches en glucides selon l'augmentation de la glycémie par rapport à un aliment de référence, par exemple le pain blanc.

Plus l'IG d'un aliment est élevé, plus la consommation de cet aliment augmente le taux de sucre dans le sang. Les avantages à favoriser les aliments à index glycémique faible sont nombreux : contrôle de la glycémie (réduction de l'hypoglycémie, du diabète), contrôle de l'appétit, diminution de l'obésité, diminution du cholestérol, réduction des risques cardiovasculaires.

Une étude menée en 2007 par le Dr Ebelig, publiée au *Journal of American Medical Association*, a démontré qu'une alimentation à faible index glycémique, comparativement à une alimentation faible en lipides, avait un taux de réussite plus important en matière de perte de poids.

Puisqu'il est scientifiquement prouvé que c'est principalement la mauvaise gestion du sucre dans le sang qui fait prendre de la masse grasse, notamment autour de la taille, privilégier une alimentation à IG bas ou moyen permet de manger à satiété tout en réduisant le taux d'insuline dans l'organisme. Cela favorise la perte de poids et de masse grasse, sans réduire la masse musculaire.

Contrôler votre index glycémique vous permettra de mettre en place une stratégie visant à perdre du poids et à maintenir cette perte de poids, tout en corrigeant de nombreux facteurs défavorables à votre santé.
Un même aliment, selon la façon dont il est cuisiné, peut voir son index glycémique augmenter considérablement : par exemple, la purée de pommes de terre explose son index glycémique en comparaison avec la pomme de terre en robe des champs.
Sachez que la patate douce, bien que plus sucrée au goût, a un index glycémique moins élevé que la pomme de terre traditionnelle. Si vous aimez la purée de pommes de terre, remplacez-la donc par de la purée de patates douces ou de panais, ou faites moitié pommes de terre, moitié céleri ou brocoli.

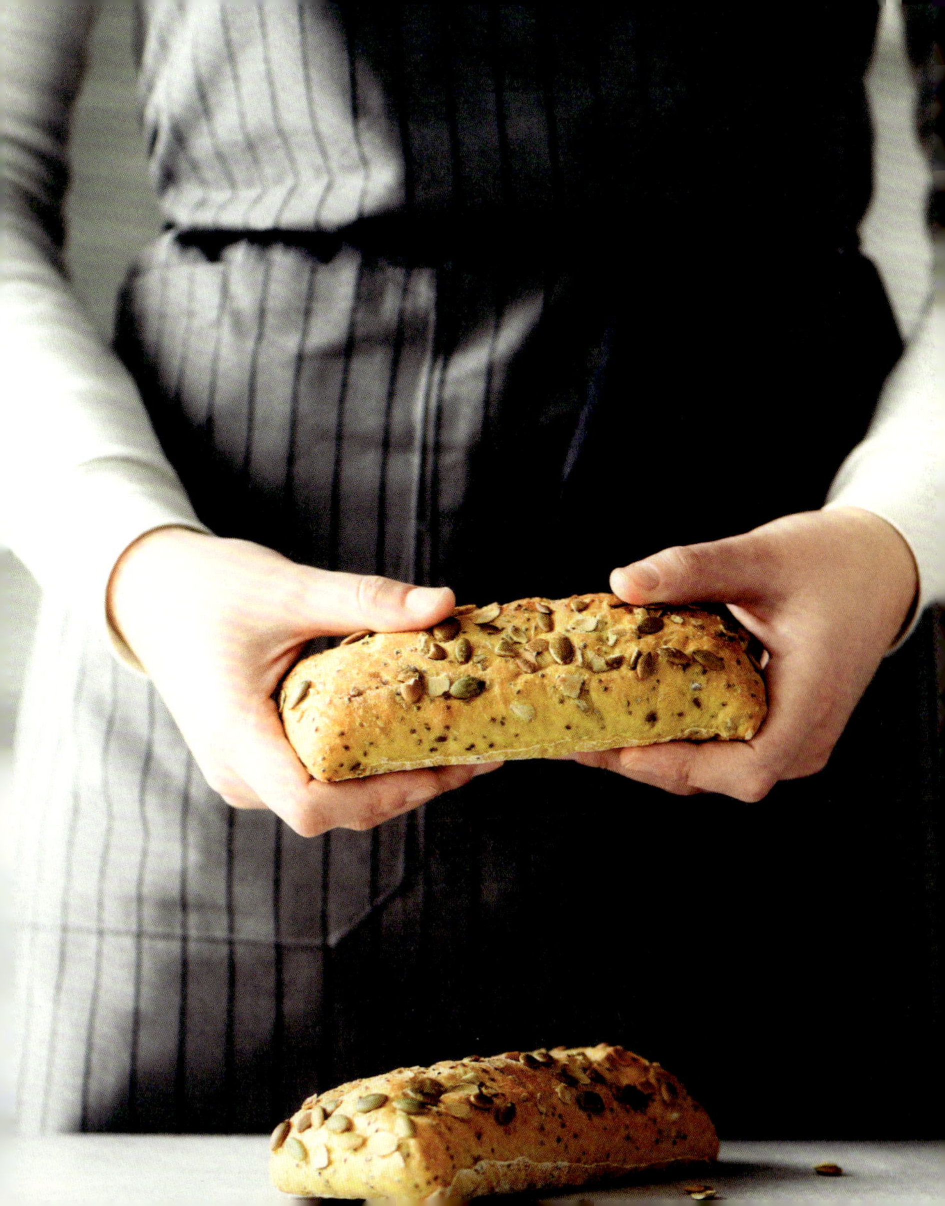

Quelques mesures

AFIN D'ÉVITER HYPOGLYCÉMIE, DIABÈTE, OBÉSITÉ

- Évitez d'abuser des aliments à index glycémique élevé tels que **les produits issus de céréales raffinées :** farine blanche, pain blanc, biscottes, pâtes et riz blancs, céréales extrudées pour le petit-déjeuner des enfants et des grands, tels riz, maïs, blé soufflé, galettes de riz, même bio, petits gâteaux, pâtisseries, biscuits apéritifs, barres chocolatées, chocolat, sodas, jus de fruits en bouteille, notamment à partir de jus concentré.
Toutefois, **le chocolat noir à partir de 70 % de cacao** est considéré comme ayant un index glycémique bas, à condition de le consommer en fin de repas, en guise de dessert, et en petite quantité. Il en va de même pour les desserts légers qui restent permis d'autant que le repas est riche en fibres.

- Remplacez le pain blanc, les biscottes, les pâtes blanches par des produits utilisant de la **farine complète,** mais de qualité **biologique**, car c'est plus particulièrement dans l'enveloppe du grain que se concentrent les pesticides.

- Vous pouvez manger des **frites** de temps en temps à condition de les préparer dans une friteuse type Acty free, un procédé utilisant la chaleur tournante et ne demandant qu'une simple cuillerée d'huile d'olive. Ou encore, découpez vos pommes de terre en frites, disposez-les dans un plat allant au four, à chaleur tournante, répartissez 4 cuillerées d'huile d'olive et retournez à mi-cuisson.

- Consommez régulièrement **des fibres :** légumes, fruits, légumineuses, céréales. Le rôle des fibres alimentaires est de ralentir et de réduire l'absorption des sucres et des graisses, de pallier la constipation et de réduire le seuil de satiété. C'est dans ce but que parfois, dans le cadre de régimes amaigrissants, on recommande de prendre des compléments alimentaires riches en fibres une vingtaine de minutes avant le repas avec un grand verre d'eau (chitosan, nopal, agar-agar, fibres de cacao et d'orange, *Gymnema sylvestris*...).

- Prenez vos repas à heure régulière, dans une ambiance décontractée, en prenant soin de **bien mastiquer** vos aliments.

- Évitez, dans la mesure du possible, **d'abuser d'excitants** favorisant les pics de glycémie suivis d'hypoglycémie : alcool, café, thé noir, tabac, sucreries.

- Réduisez la consommation de **graisses animales,** de viandes rouges et grasses, de laitages.

- Veillez à ce que vos repas soient **équilibrés** en protéines diverses : poisson, œufs, volaille, association de céréales/légumineuses, châtaignes ou fruits à coque.

- Certains aliments, consommés quotidiennement, possèdent des **vertus hypoglycémiantes :** ail, asperge, cannelle, choux, choucroute, cresson, carotte crue, poireau, laitue, endives, pissenlits, myrtille, baies de genièvre, noix, olive, graines de coriandre, salsifis, pamplemousse, papaye, ortie. Ajoutez-les régulièrement à vos menus.

- Les aliments à index glycémique élevé (supérieur à 60) :
Le glucose et le sirop de glucose, présents dans de nombreuses crèmes glacées, pâtisseries industrielles, sirops... (valeur 100), la bière, les céréales transformées, soufflées (petit-déjeuner), les galettes de riz, de maïs, le pain blanc, le pain de mie, la brioche, les viennoiseries, les pâtes blanches, le riz blanc sauf basmati, la farine blanche, les frites, les chips, la purée de pommes de terre, les carottes et les navets cuits, le miel, la confiture, les pâtes à tartiner, les dattes, les sodas et les jus de fruits en bouteille ou brique.

- Les aliments à index glycémique moyen (entre 40 et 59) :
Le sirop d'érable, la semoule, le couscous, les müeslis, le pain complet, la banane mûre, la plupart des fruits frais, la plupart des fruits secs, le riz complet et basmati, les pâtes complètes.

- Les aliments à index glycémique faible (de 1 à 39) :
Un grand nombre d'aliments se situent dans la fourchette basse : les légumes verts, en particulier crus, les oléagineux (amandes, noix, noisettes, noix de cajou, noix du Brésil, pistaches, pignons de pin, graines de tournesol, graines de courge...), certains fruits comme la rhubarbe, les fruits rouges (fraises, framboises, cassis, groseilles, myrtilles, mûres, cerises), les pommes, les poires, les bananes pas trop mûres et certains fruits secs (abricots secs, pruneaux), le sirop d'agave, les légumineuses riches en fibres (lentilles, pois cassés, haricots secs blancs, rouges, noirs, azukis, pois chiches), le chocolat noir à plus de 70 % de teneur en cacao.

L'hypoglycémie

La digestion rapide du sucre élève la glycémie et sollicite le pancréas qui sécrète davantage d'insuline. Celle-ci fait baisser le taux de sucre dans le sang, d'où une sensation de manque qui amène à reconsommer du sucre. Il se crée ainsi une succession de pics de glycémie et d'hypoglycémie qui finissent par épuiser le pancréas. Les aliments raffinés (sucre blanc, farine blanche, riz blanc sauf basmati...), les pâtisseries, sucreries, chocolat, sodas, etc., en augmentant de façon brutale le taux d'insuline sanguin, sont également accusés d'augmenter l'incidence des cancers du pancréas, du colon, du sein et des ovaires, en plus de favoriser, ce qui est bien connu, le diabète.

En résumé, le sucre industriel ne correspond à aucun besoin physiologique. Les édulcorants de synthèse, notamment l'aspartame, sont à bannir de votre assiette car leur usage n'est pas exempt de risques pour votre santé.

Vous trouverez en revanche dans votre alimentation les précieux sucres naturels nécessaires pour alimenter vos cellules : fruits, légumes, légumineuses, céréales complètes ou semi-complètes. De plus, ces sucres sont naturellement accompagnés d'éléments favorisant leur assimilation (vitamines du groupe B, minéraux...).
Je rappelle que la pratique régulière d'une activité sportive aide au contrôle de la glycémie et, de ce fait, diminue son incidence

sur l'obésité, l'hypoglycémie, le diabète, les maladies cardiovasculaires et les cancers.

LES LIPIDES

Les lipides sont indispensables au bon fonctionnement de votre organisme. Ils regroupent autant les graisses d'origine végétales qu'animales. On retrouve en effet des lipides naturellement présents dans bon nombre d'aliments non transformés (viandes, poissons, œufs, olives, avocat, graines...), mais aussi cachés dans des aliments modifiés (biscuits apéritifs, pâtisseries, plats cuisinés industriels, charcuterie...).

On distingue plusieurs catégories de lipides :
- **Les simples** : acides gras saturés et polyinsaturés.
- **Les complexes** : phospholipides et cholestérol.

Les acides gras polyinsaturés regroupent l'acide linoléique de la famille des oméga-6 et l'acide alpha-linolénique de la famille des oméga-3. Ces deux acides gras sont dits essentiels : votre organisme ne réussissant pas à les fabriquer, il faut les puiser dans votre alimentation.

Quelles huiles privilégier ?

Les huiles et les graisses végétales de qualité biologique, non raffinées et non hydrogénées, et les huiles de poisson ont un rôle de premier plan dans le cadre d'une alimentation saine. Or, bien souvent, on a tendance à perdre de vue l'importance des corps gras sur la santé et c'est souvent le premier aliment que l'on supprime dans une optique de perte de poids. Grave erreur ! Les lipides ont un rôle déterminant dans le cadre d'un bon fonctionnement cardiovasculaire, hormonal et cognitif.

Un comprimé de picolinate de chrome pris au petit-déjeuner peut aider à réguler la glycémie. Il est un précieux allié dans une optique de perte de poids car il contrôle la sensation de faim. En diminuant l'insuline circulante, il réduit également la lipogénèse (transformation des sucres en graisses). Le chrome est un oligoélément naturellement présent dans certains aliments (céréales intégrales, sucre non raffiné, asperges, prunes, champignons, noix, foie de veau, crustacés, levure de bière).
La carence en chrome est fréquente dans les populations consommant des aliments raffinés, c'est-à-dire dans les pays industrialisés. Par ailleurs, avec l'âge, la biodisponibilité du chrome diminue.
Il arrive également que l'utilisation de la pilule contraceptive entraîne une augmentation du taux d'insuline, une diminution de la tolérance au glucose et une hausse de la résistance à l'insuline. Dans ce cas, une supplémentation en chrome est conseillée.

Il faut en effet savoir que votre cerveau est constitué à près de 60 % de lipides ! Les corps gras ont également des propriétés anti-inflammatoires et anti-allergiques.

Les acides gras polyinsaturés (oméga-3 et oméga-6) et mono-insaturés (olive) participent à des processus importants comme la constitution et l'intégrité des membranes cellulaires, le fonctionnement optimal du cerveau, du système cardio-vasculaire, du système hormonal. Ils assurent la bonne santé de la peau et des muqueuses, du système reproducteur, notamment dans l'ovulation. Ils améliorent le syndrome prémenstruel. De plus, ils ont la propriété de réguler les processus inflammatoires et sont garants de votre bonne humeur.

Oméga-3, oméga-6, oméga-9 sont complémentaires. Il est très important d'avoir un apport suffisant et bien équilibré entre ces familles d'acides gras essentiels, afin d'assurer le fonctionnement optimal de votre organisme. Une surcharge de l'organisme en oméga-6 (huile de tournesol, par exemple) influera négativement sur la santé, tout particulièrement chez les personnes présentant des facteurs de risques de maladies cardiovasculaires, de diabète, d'eczéma, de maladies inflammatoires, d'Alzheimer et même de cancers.

En assaisonnement :
Je recommande l'utilisation d'une huile riche en oméga-3 (huile de noix, lin, colza) dans vos salades et crudités. Attention ! Ces huiles sont sensibles à la chaleur et à la lumière. Elles ne doivent pas être chauffées ni être utilisées pour la cuisson. Elles se conservent au réfrigérateur une fois la bouteille entamée.

Pour la cuisson :
Je préconise l'huile d'olive ou la graisse de noix de coco :
- Riche en oméga-9, l'huile d'olive est reconnue pour réduire le cholestérol LDL, appelé communément mauvais choles-

Pendant des décennies, les graisses ont été accusées de tous les maux, à commencer par l'obésité. Mais depuis quelques années, les chercheurs les plus en vue ont reconsidéré leur jugement : ce sont davantage les glucides qui sont mis à l'index. Le professeur Walter Willett qui dirige l'École de santé publique de Harvard, la plus importante unité de recherches en nutrition au monde, explique : « Si les Américains pouvaient éliminer les boissons sucrées, les pommes de terre, le pain blanc, les pâtes, le riz blanc et les snacks sucrés, nous balaierions presque tous les problèmes que nous rencontrons avec le poids, le diabète et les autres maladies métaboliques. » Il faut savoir que pour un adulte, il est nécessaire de consommer l'équivalent de 2 à 3 cuillerées d'huile bio de première pression par jour. En dessous de ce seuil, un risque de carence existe !

térol au profit du bon, HDL, et a un rôle majeur dans la prévention des maladies cardiovasculaires. L'huile d'olive favorise la croissance osseuse et consolide la densité osseuse. Elle a une action bénéfique sur le foie, la vésicule biliaire et l'intestin en activant les fonctions hépatiques et le flux biliaire.

- On a longtemps cru que l'huile de noix de coco était du mauvais gras, car riche en acides gras saturés. Des études viennent de démontrer que cette huile concrète avait pourtant de nombreuses vertus ! Il s'agit d'une huile riche en acides gras saturés à chaînes moyennes ayant la particularité d'être transmis directement au foie où ils seront convertis en énergie pour être utilisés par les cellules sans être stockés. Voilà la raison pour laquelle la graisse de coco ne fait pas grossir et pourrait même aider à perdre du poids, d'autant plus que l'huile de coco augmente le métabolisme de base. Au-delà de ses avantages dans le cadre de l'amincissement, la graisse de coco renforce le système immunitaire et prévient la maladie d'Alzheimer en améliorant les symptômes de la maladie (mémoire, troubles cognitifs, humeur…).

Attention aux huiles raffinées !

Il ne faut pas lésiner sur la qualité des huiles alimentaires. Supprimez les huiles raffinées de votre table ! Est raffinée toute huile ne portant pas la mention huile biologique, vierge, de première pression. Les huiles raffinées que vous trouvez communément dans les rayons des supermarchés sont issues d'un processus industriel les vidant de quasiment toutes leurs vertus nutritionnelles, dans un but de rendement maximal. Les huiles sont produites à partir de fruits (olives, noix, noisettes) ou de graines (colza, chanvre, lin, tournesol…), soit par pression, soit par procédés chimiques (solvants, suivis de raffinage).

Par pression : les presses permettent d'obtenir une première huile dite huile vierge.

Par solvant : les résidus provenant de presses, encore riches en huile, sont traités par des solvants d'extraction d'origine chimique. L'extraction est suivie d'un raffinage qui se fait généralement en 5 étapes :
- La démucilagination : cette opération consiste à éliminer les substances colloïdales à l'aide d'acide sulfurique, suivie d'un passage à la vapeur d'eau dans l'huile chauffée à 100 °C (s'il est écrit « riche en oméga-3 » sur l'étiquette de votre bouteille d'huile bon marché, c'est tout simplement mensonger, car les oméga-3 ne résistent pas à cette température).
- La neutralisation : on procède en mélangeant par battage la lessive de soude avec l'huile. Il se forme alors des savons de soude sous forme de pâte dans laquelle se trouvent entraînées une partie des matières colorantes naturelles de l'huile et la presque totalité des précieux phospholipides (lipides présents dans toutes les cellules et ayant un rôle métabolique très important, notamment pour votre cerveau).
- La décoloration : l'huile est décolorée à l'aide de décolorants chimiques.
- La désodorisation : suite aux traitements qu'a subis l'huile, son goût n'est plus très ragoûtant, elle est désodorisée grâce à

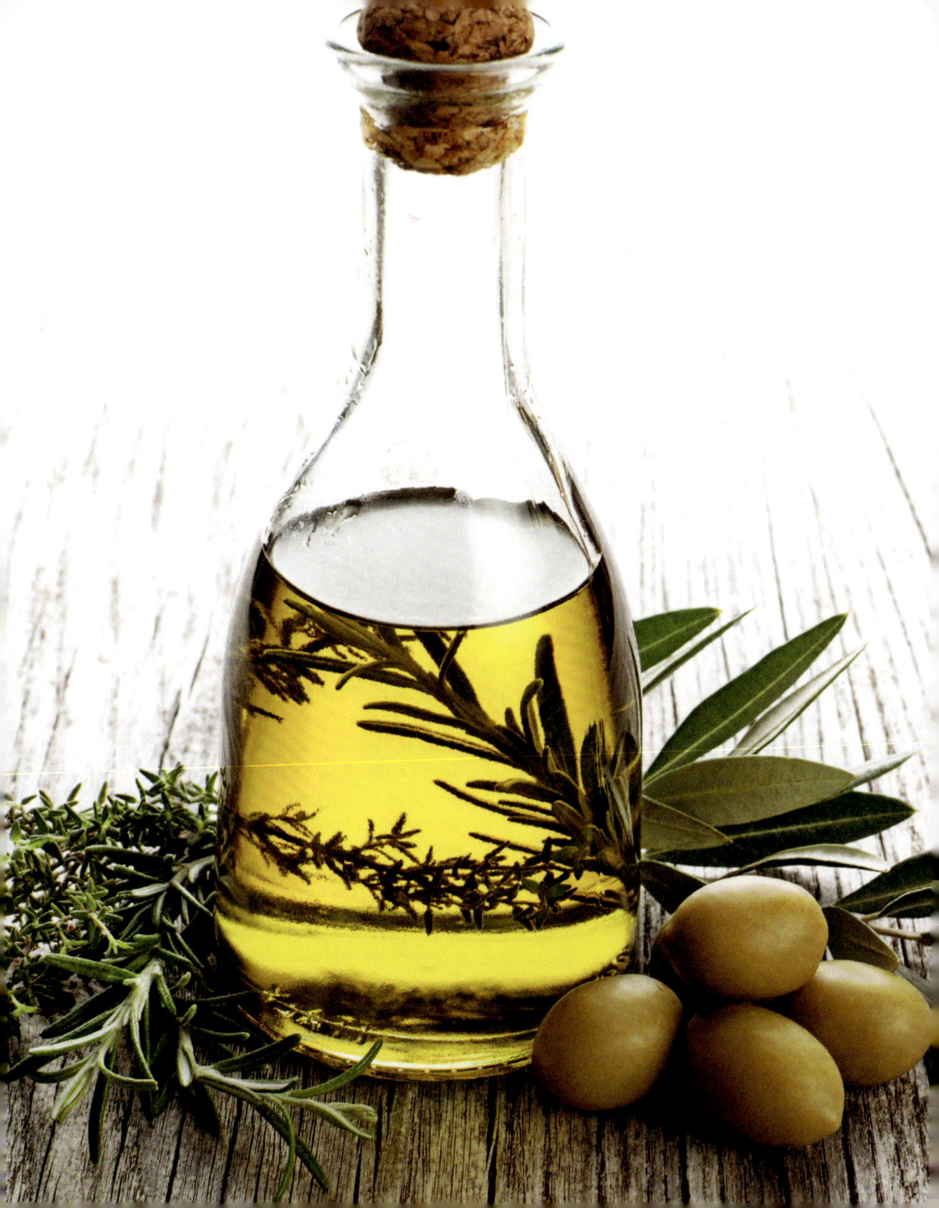

un courant de vapeur d'eau entre 220 et 300 °C qui passe dans l'huile chauffée entre 150 et 170 °C.
- Et, pour finir, les huiles décolorées par les procédés de neutralisation sont recolorées.

Je pense que ces longues précisions étaient nécessaires pour vous faire prendre conscience que les huiles courantes, raffinées (ce n'est pas écrit sur l'étiquette), ne devraient pas figurer sur votre table. La seule qualité qui reste à ces huiles est de faire glisser la feuille de salade jusqu'à votre estomac !

Je reste certaine que la plupart des consommateurs, par ignorance, sont plus attentifs à la qualité de l'huile qu'ils mettent dans le moteur de leur voiture, ne lésinant pas sur le prix de celle-ci, qu'à la qualité de l'huile alimentaire censée faire tourner cette machine précieuse qu'est le corps humain ! Pourtant, l'huile est un aliment de toute première importance, qui est censée apporter à votre organisme des éléments nutritifs essentiels au maintien d'une santé optimale.

Les huiles vierges, bio, de première pression, chauffées à moins de 40 °C, sont exemptes de produits chimiques. Elles sont filtrées sur du papier buvard ou des filtres en coton, puis conditionnées dans des bouteilles en verre teinté afin d'éviter l'oxydation.

Les matières grasses d'origine animale
Beurre, crème fraîche, saindoux, graisses naturellement abondantes dans les produits laitiers, la viande, la charcuterie... : la consommation de ces graisses dites saturées doit être réduite.

Consommer régulièrement un peu de **beurre cru** (ne dépassez pas 15 g par jour), de préférence de qualité biologique, est toujours mieux que de manger de la margarine. Le beurre est intéressant car il contient de la vitamine D.

Contrairement aux autres graisses animales, les **graisses de canard et d'oie** ne sont pas saturées et peuvent être utilisées, en petite quantité, dans certaines recettes gastronomiques et de terroir. Seule condition : qu'il s'agisse de graisse issue de canard ou d'oie d'élevage biologique, car les pesticides sont souvent concentrés dans la graisse.

Les margarines vendues dans le commerce sont la plupart du temps d'origine végétale, mais certaines peuvent être mixtes (graisses végétales et animales). Il existe des margarines à tartiner et d'autres supportant la cuisson. Celles-ci s'utilisent pour frire, rôtir, ou en pâtisserie à la place du beurre.

Attention, les margarines traditionnelles ne sont pas plus recommandables que les huiles raffinées dont elles sont issues, d'autant que la plupart d'entre elles sont hydrogénées, c'est-à-dire que, dans le but d'améliorer leur conservation, elles sont traitées à haute température (entre 120 et 210 °C) en présence d'hydrogène sous pression et d'un catalyseur (généralement du nickel). Pendant l'hydrogénation, il y a formation d'acides gras trans, qui se comportent comme des acides gras saturés. Ils auraient même un effet encore plus pernicieux que ces derniers en déséquilibrant le rapport LDL-HDl du cholestérol de manière encore plus néfaste que les graisses saturées.

Il existe, néanmoins, notamment en boutique bio, des margarines élaborées à partir d'huile de noix de coco n'ayant pas subi ces transformations. Les margarines à base de noix de coco sont autant destinées à tartiner qu'à cuisiner.

Autre alternative au beurre et aux margarines à tartiner, les purées d'oléagineux : amandes, noisettes, sésame, cacahuète, noix de cajou (un pur délice, pour cette dernière) !

LES PRODUITS ALLÉGÉS, LES ÉDULCORANTS

Cela fait des années que les produits allégés sont en augmentation constante dans les rayons des magasins. Pourtant, la mode des allégés ressemble davantage à une grande supercherie qu'à une solution réelle à un éventuel problème de surpoids !

Peut-être avez-vous pris l'habitude de consommer des produits allégés, encore appelés produits « light », en vous disant que cela vous aiderait à perdre vos kilos superflus ?
Mais, honnêtement, avez-vous déjà constaté la moindre efficacité à ce genre de produit ? Je suis convaincue que la réponse à cette question est non !

Lorsque vous voyez apparaître les termes « allégé » ou « light » sur les denrées alimentaires que vous achetez, cela veut dire en réalité qu'une partie de la composition du produit a été modifiée. Une partie des graisses ou sucres de ces produits a été remplacée par d'autres composants comme des édulcorants, notamment l'aspartame à la place du sucre, et la gélatine animale à la place d'une partie des graisses. Mais cela ne veut pas dire pour autant que la consommation de ces produits light ne vous fera pas grossir !

Les industriels de l'agroalimentaire ont bien compris l'enjeu financier que représente le marché de l'allégé et se permettent de jouer sur les mots, les compositions et les appellations des aliments dans le but d'appâter le client. Bien souvent, les produits allégés sont en réalité quasiment aussi riches que leurs équivalents non allégés.

Par ailleurs, consommer des produits dits allégés contribue à modifier votre comportement alimentaire : de nombreuses personnes adeptes des produits light pensent que puisque c'est allégé, elles peuvent en manger davantage. Or, ce n'est vraiment pas une bonne idée ! D'autant plus qu'une quantité plus importante d'un produit allégé, dont le goût n'est par ailleurs pas toujours bon, est vite équivalente à une petite quantité d'un produit qui vous fait vraiment envie.

L'aspartame

Remplaçant le sucre dans la plupart des produits light, c'est un véritable piège. Omniprésent, l'aspartame se trouve dans les sodas, les yaourts et fromages blancs, crèmes desserts, bonbons et chewing-gums sans sucre, et même dans certains médicaments comme les sirops. Malgré son pouvoir sucrant plus important que le sucre, l'aspartame a de très nombreux inconvénients, notamment sur votre santé.

De plus, une étude ayant été menée aux États-Unis sur des rats a prouvé l'inefficacité de l'aspartame sur la perte de poids. Bien au contraire, une prise de poids aurait été observée !

L'aspartame est l'un des édulcorants les plus utilisés par l'industrie agroalimentaire. Il a été découvert en 1965 par un scientifique qui cherchait à mettre au point un médicament contre les ulcères. En goûtant une pincée de sa poudre, il se serait rendu compte qu'elle avait un goût étonnamment sucré. Cette découverte était une bénédiction pour l'industrie alimentaire qui cherchait une solution de rechange aux cyclamates et à la saccharine, interdits dans les aliments par le gouvernement depuis que des études sur les animaux avaient révélé qu'ils entraînaient des cancers. L'aspartame fut mis sur le marché pour la première fois aux États-Unis en 1974 et autorisé en France à partir de 1981. À première vue, c'était génial de manger sucré sans avoir l'inconvénient des calories !

Mais dès son apparition, l'aspartame a été accusé d'être dangereux pour la santé : pseudo-sclérose en plaques, crises d'épilepsie, tumeurs du cerveau…

Qu'en est-il exactement ?

La liste des plaintes à propos de l'aspartame ne cesse de s'allonger, particulièrement aux États-Unis, où l'on observe une importante consommation de produits light. Pire, on sait maintenant que la consommation d'aspartame peut être responsable d'effets secondaires, pouvant aller du simple mal de tête à des tumeurs au cerveau. En effet, les statistiques américaines provenant du National Cancer Institute révèlent une hausse alarmante du nombre de tumeurs du cerveau en 1983 (et donc avant l'arrivée des téléphones portables).

Les chercheurs ont constaté que cette forte hausse coïncide justement avec l'apparition, en 1983, des boissons gazeuses édulcorées à l'aspartame. Le débat pour son retrait du marché n'a cessé depuis.

Des effets secondaires troublants

La liste des effets secondaires liés à la consommation d'aspartame est très longue.

En 1994, la FDA avait déjà accumulé près de 7000 plaintes concernant les effets secondaires de l'aspartame. Les plus fréquents sont : maux de tête, vertiges, vision embrouillée, changement d'humeur, maux de ventre, crampes musculaires. Aux États-Unis, des pilotes d'avion ont même perdu leur permis pour avoir manifesté ces symptômes dans les heures suivant l'ingestion de boissons à l'aspartame. Des communiqués à cet effet ont d'ailleurs été émis dans les bulletins de l'US Air Force et de l'US Navy afin de prévenir le personnel de ce risque !

Parmi les autres symptômes figurent les dépressions, les pertes de mémoire, les douleurs articulaires, les troubles menstruels, les crises d'épilepsie. Il ne s'agit là que d'une fraction des effets actuellement associés à l'aspartame, puisque la majorité des gens n'ont pas encore fait le lien entre leurs problèmes et ce produit. Même s'ils le font, seul un léger pourcentage des professionnels de la santé prendra le temps de le rapporter aux autorités gouvernementales.

En 1991, le National Health Service a publié une bibliographie énumérant 167 raisons d'éviter l'aspartame.

Aspartame et gain de poids

Puisque le pouvoir sucrant de l'aspartame est 200 fois plus élevé que celui du sucre, comment le pancréas réagit-il lorsque la langue le détecte ?

Se pourrait-il qu'il envoie une dose massive d'insuline pour contrebalancer cette sensation trompeuse ? Est-ce que la chute du sucre qui en résulterait donnerait à nouveau le désir de manger ? La thèse de l'hypoglycémie a été confirmée par l'American Cancer Society qui a suivi 80 000 femmes pendant six ans. Parmi celles qui ont pris du poids durant cette période, les femmes utilisant des édulcorants en ont pris davantage que celles qui n'en consommaient pas.

Une autre étude effectuée chez un petit groupe de femmes au régime démontre qu'elles ont tendance à manger davantage durant les jours qui suivent l'ingestion de boissons sucrées à l'aspartame, comparativement à l'ingestion de boissons sucrées naturellement.

Dans cette controverse, une chose est sûre : les édulcorants comme l'aspartame entretiennent le goût du sucre et ne permettent pas de modifier les habitudes alimentaires, seul gage d'une perte de poids durable.

Le formaldéhyde, notamment lorsque l'aspartame a été chauffé, s'accumule dans les cellules graisseuses, particulièrement au niveau des hanches et des cuisses.

Diabétiques, s'abstenir !

Le Dr H.J. Roberts, un endocrinologue américain, affirme que l'aspartame compliquerait le contrôle de la glycémie chez les diabétiques, entraînant des crises d'hypoglycémie plus fréquentes et aggravant les complications diabétiques (cataractes, rétinopathies, neuropathies…). De plus, chez un certain nombre de ses patients, il a incorrectement diagnostiqué qu'ils étaient atteints de sclérose en plaque ; les médecins ignoraient que l'ingestion régulière d'aspartame entraînait des symptômes semblables à ceux de cette maladie.

L'aspartame est peu stable dans les liquides et se décompose après une exposition à des températures élevées, ce qui se produit lorsqu'on le fait chauffer (préparations

Source :
Conférence mondiale sur l'environnement,
Fondation de la sclérose en plaques,
Food and Drug Administration.

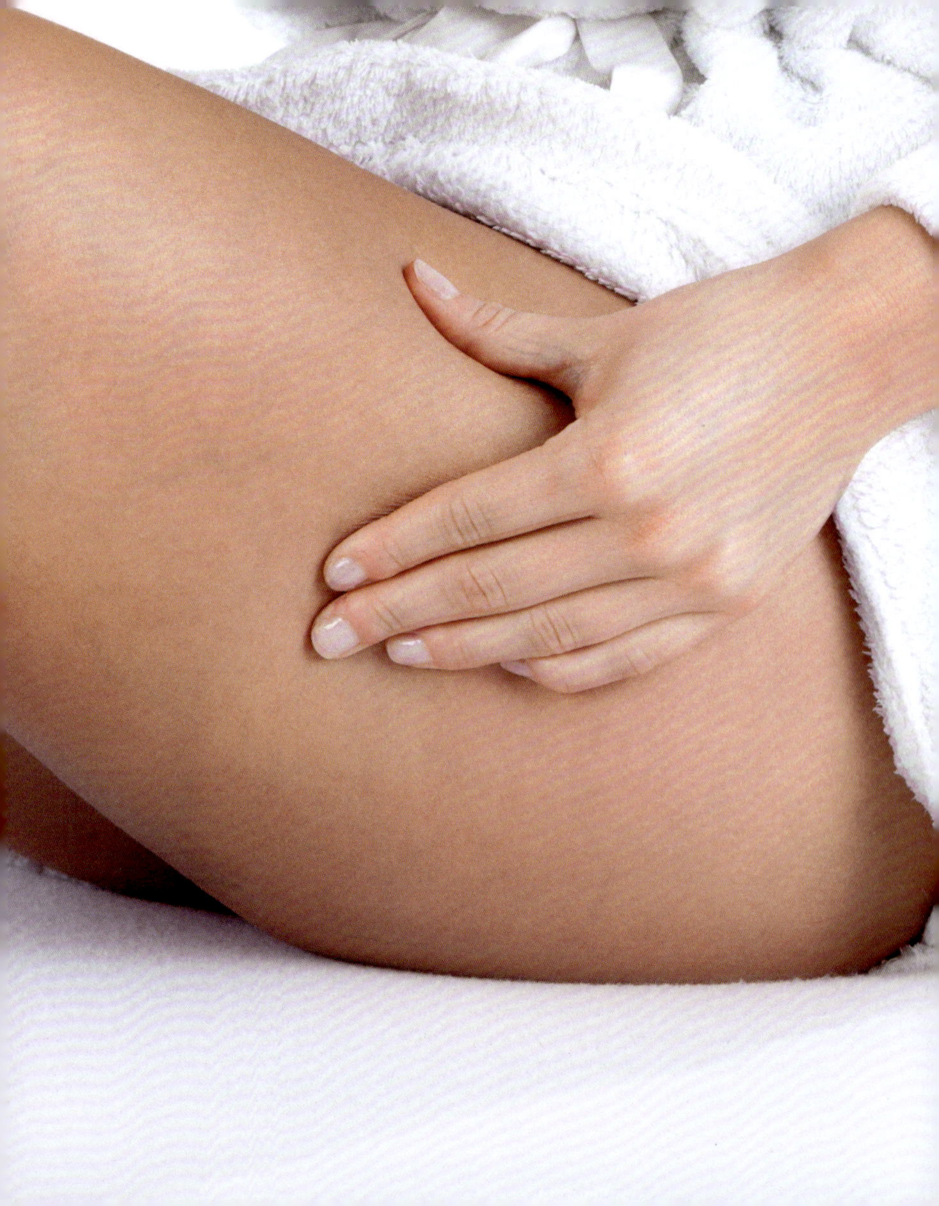

culinaires), qu'on l'ajoute à des liquides chauds (dans le café par exemple) ou lorsqu'il est entreposé au soleil. La dégradation du produit entraîne, entre autres, la formation de méthanol, qui se décompose par la suite en formaldéhyde (carcinogène connu), en acide formique (poison des fourmis rouges), tous responsables de tumeurs au cerveau.

Le formaldéhyde est classifié dans le même groupe de poisons mortels que le cyanure et l'arsenic. La différence, c'est qu'il met plus de temps à tuer, mais il tue et cause toutes sortes de troubles neurologiques. L'aspartame modifie le taux de dopamine dans le cerveau. Imaginez l'effet de cette drogue chez les patients atteints de la maladie de Parkinson !

L'intoxication au méthanol reproduit les symptômes de la sclérose en plaques (SEP), d'où des erreurs de diagnostic.

Des patients chez qui une SEP avait été diagnostiquée, alors qu'il ne s'agissait que d'une intoxication au méthanol, ont vu leurs symptômes disparaître après arrêt de la consommation d'aspartame.

Si vous consommez de l'aspartame et que vous souffrez de symptômes de fibromyalgie, de spasmes, de lancements et d'engourdissements dans les jambes, de crampes, de vertiges, de nausées, de maux de tête, d'acouphènes, que vous avez un discours incohérent, une vision trouble, des pertes de mémoire, il est possible que vous ayez la « maladie de l'aspartame ».

La perte de mémoire est due au fait que l'acide aspartique et la phénylalanine sont des neurotoxiques passant la barrière sanguine du cerveau et détériorant les neurones.

L'aspartame aggrave la maladie d'Alzheimer. Il serait responsable de crises maniacodépressives, de panique, de violence. Un sénateur a écrit une circulaire mettant en garde les femmes enceintes contre l'aspartame. Cette note a été anéantie par le puissant lobby des médicaments et produits chimiques, laissant la porte ouverte aux maladies et à la mort chez un public non méfiant. Lisez attentivement les étiquettes de tous les produits que vous achetez, car l'aspartame s'est infiltré partout. Plus vous vous tiendrez éloigné de cet additif, mieux vous vous porterez ! Il vaut donc mieux consommer un peu de sucre complet ou du sirop d'agave.

Quant aux produits allégés en graisse, ils sont souvent insipides d'un point de vue gustatif.

La solution ?
Évitez d'acheter des produits cuisinés tout prêts. En cuisinant vous-même, vous maîtrisez parfaitement la composition de vos plats et ce sera sans conteste bien meilleur au goût. Pour ce qui est des crèmes, desserts et yaourts, faites-vous plaisir en consommant un produit traditionnel de qualité, de préférence au lait de brebis ou de chèvre !

Quelques notions de chrono-nutrition

Le vieil adage, « Manger comme un roi le matin, un prince à midi, un mendiant le soir », prend ici toute sa valeur.
Le matin, votre corps a besoin d'énergie pour démarrer la journée après le jeûne de la nuit. Afin de fonctionner de manière optimale, le cerveau doit être alimenté avec des prises alimentaires régulières et structurées, en évitant le grignotage.

Le petit-déjeuner constitue le socle de la journée. Pour éviter le coup de pompe de fin de matinée, il convient de prendre un petit-déjeuner copieux et bien équilibré en évitant les aliments à index glycémique élevé (confiture, pâte à tartiner chocolatée, miel, céréales extrudées du petit-déjeuner, viennoiseries...). Prévoyez plutôt une protéine (œuf à la coque, jambon, fromage de chèvre ou de brebis avec du pain beurré), des fruits secs et oléagineux, une boisson (thé, café léger, chicorée ou succédané de café, infusion...).

Le matin, votre organisme produit deux enzymes, les lipases et les protéases, et de l'insuline, qui vont permettre d'utiliser les graisses prises au petit-déjeuner et de transformer les sucres lents (pain, céréales) en matériaux énergétiques, apportant le carburant nécessaire à votre organisme pour bien démarrer la journée, sans effets coup de pompe en fin de matinée.

À midi, la sécrétion de protéases, destinée à digérer et métaboliser les protéines et l'amylase, dont le rôle est de digérer les hydrates de carbone, est à son maximum. C'est le meilleur moment pour mettre au menu protéines et glucides lents (céréales, légumineuses, pommes de terre) afin de constituer une réserve d'énergie pour le restant de la journée.

Pour éviter le coup de pompe de fin de matinée, il convient de prendre un petit-déjeuner copieux et bien équilibré.

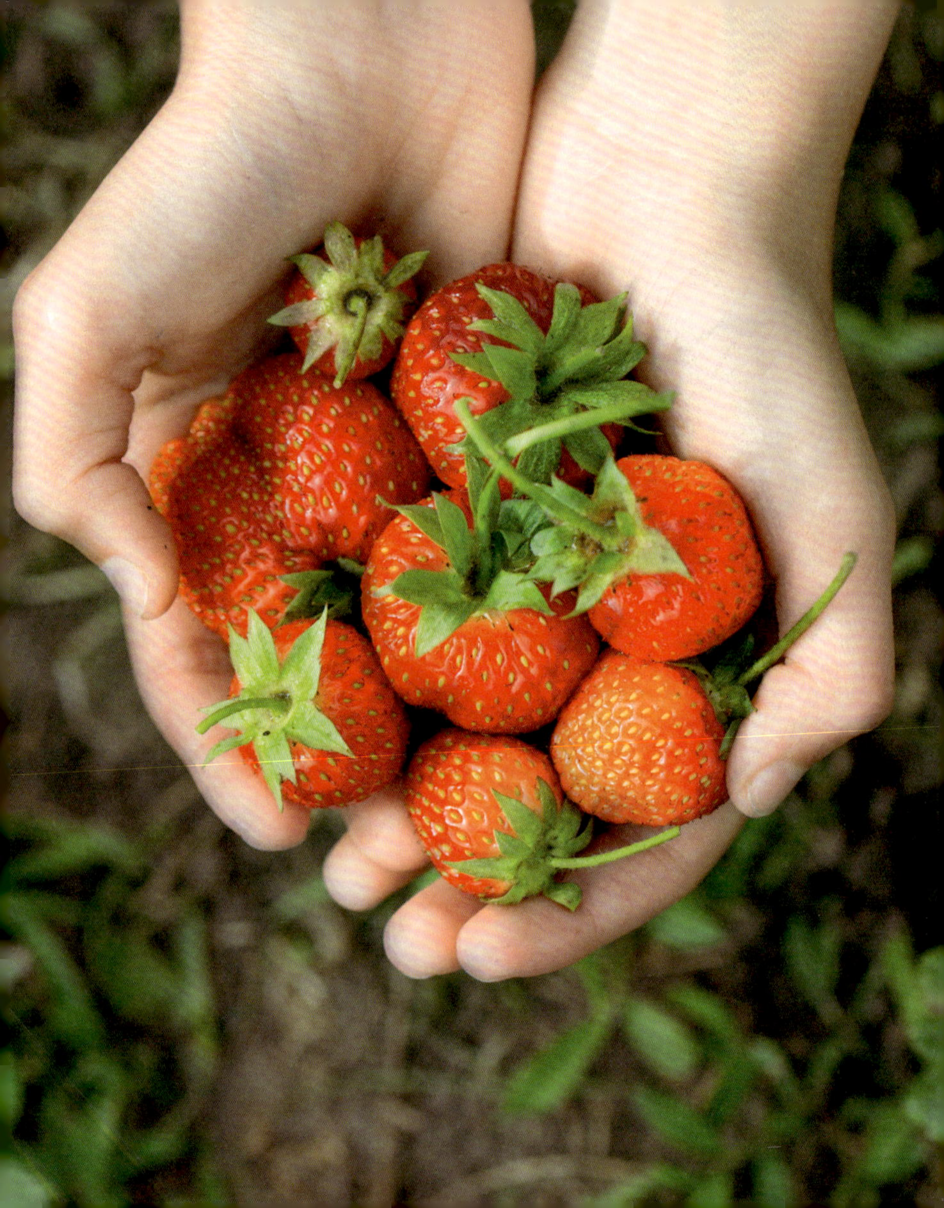

Plus vous avancerez en âge, plus il vous faudra prendre une ration suffisante en protéines et lipides de bonne qualité afin de pallier la destruction cellulaire accélérée et de booster le renouvellement des cellules.

Le « goûter » : c'est entre 16 heures et 17 heures que la sécrétion maximale d'insuline est activée. Ce n'est pas le fruit du hasard, car, à ce moment-là, votre organisme subit souvent le contrecoup de la fatigue accumulée depuis le réveil. C'est donc le moment privilégié pour absorber des fruits frais de saison avec, éventuellement (surtout si vous avez prévu de faire du sport en fin de journée), une poignée d'amandes, de noix ou de noisettes, ou un ou deux carrés de chocolat noir à plus de 70 % de teneur en cacao. Cela vous permettra d'attendre sereinement et sans baisse de forme le dîner, dont il sera aussi plus facile de diminuer la quantité.

Le dîner : c'est à ce moment-là que les sécrétions digestives sont à leur plus bas, ce qui veut dire que les aliments sont moins bien assimilés et plus lentement. Vous les stockerez donc davantage. C'est pourquoi le dîner se doit d'être frugal : idéalement, des protéines plus digestes comme celles du poisson avec des légumes, très peu de féculents, et pas de fromage. Si vous pouvez éviter le dessert à ce repas, c'est encore mieux ! Le menu idéal pour le dîner est une grosse salade composée ou une soupe aux légumes, ou des légumes cuits et des crudités avec un filet de poisson : ils apporteront les nutriments nécessaires au renouvellement cellulaire et vous permettront de passer une bonne nuit.

Plan alimentaire minceur

Petit-déjeuner :

- Une boisson au choix : thé, rooibos, infusion, café léger ou succédané de café (Yannoh, Cérécof, Caro...), lait végétal (riz, amande, avoine, châtaigne, noisette, noix de coco).
- Du pain avec du beurre ou de la margarine de coco, ou une purée d'oléagineux (noix de cajou, noisette, amande, sésame...) + 1 œuf à la coque ou 1 tranche de jambon ou 1 morceau de fromage de chèvre ou de brebis ou 1 coupe de fromage blanc de brebis ou de chèvre.

Ou 1 banane avec une poignée d'oléagineux.

Ou une compote de fruits mixée avec 5 amandes, 1 cuillerée à soupe de graines de lin et 1 cuillerée à soupe de farine de millet brun.

Ou 1 porridge de flocons d'avoine, de riz ou de millet cuits dans un lait végétal, un peu de sirop d'agave, une pincée de cannelle ou de vanille.

Ne consommez pas de miel ni de fruits crus ou jus de fruits aux repas.

Entre 11 heures et 11 h 30 :

- 1 jus d'herbe d'orge (Green Magma) ou 1 jus de grenade ou 1 fruit frais.

Déjeuner :

- Des crudités assaisonnées avec de l'huile de noix, de colza, de lin ou un mélange oméga-3.
- Des protéines au choix : poisson ou volaille ou viande, ou 2 œufs ou des fruits de mer, ou encore une association de céréales et légumineuses, ou fromage de chèvre ou de brebis.
- Des légumes cuits à la vapeur douce ou étuvés à basse température.
- Des féculents au choix : pâtes, pommes de terre, quinoa, riz ou toute autre céréale, ou encore une légumineuse ou du pain.
- Un dessert : une compote ou des fruits cuits, ou une tarte maison, ou un dessert élaboré avec un lait végétal, ou encore du chocolat noir.

Si l'on veut perdre du poids, on choisira entre le féculent et le dessert si le dessert comporte lui-même un féculent (tarte, crumble...).

Entre 16 heures et 17 heures (en fonction de l'horaire du dîner) :

- Des fruits ou jus de fruits fraîchement pressés, voire quelques oléagineux ou fruits secs, ou 1 ou 2 carrés de chocolat noir à plus de 70 % de cacao pour les enfants ou sportifs ou en cas de grande faim.

Dîner :

- 1 grosse salade composée avec légumes crus ou/et cuits et une source de protéines facile à digérer (idéalement poisson ou fruits de mer) ou 2 œufs ou 1 tranche de jambon à l'os ou blanc de volaille + très peu de féculents (cela peut se résumer à une tranche de pain).

Ou 1 assiette de soupe aux légumes + des crudités et poisson ou 2 œufs ou 1 tranche de jambon à l'os ou de blanc de volaille + très peu de féculents.

Ou des crudités + légumes cuits + poisson ou 2 œufs ou 1 tranche de jambon à l'os ou de blanc de volaille + très peu de féculents.

Évitez fromage et dessert au dîner.

Une ou deux fois par semaine, le dîner peut faire l'objet d'une mono-diète afin de reposer le tube digestif. Dans ce cas, optez pour un potage de légumes, une compote de pommes ou des fruits de saison (notamment fraise, cerise, raisin).

Boisson :

- Eau faiblement minéralisée (Montcalm, Mont Roucous, Celtic, Rosée de la Reine, Source Lise). Sa teneur en résidu sec à 180 °C doit être inférieure à 100 mg/l.

QUELQUES CONSEILS AU QUOTIDIEN pour une alimentation équilibrée :

- Évitez les produits laitiers de vache, ne dépassez pas une portion de fromage de chèvre ou de brebis par jour.

Le calcium est présent dans de nombreux produits non lactés tels que les sardines, les amandes, l'ortie, les navets (surtout les feuilles), le chou, les crevettes, les noisettes, le saumon, le persil, les escargots, la figue fraîche, le pissenlit, le pois chiche, le jaune d'œuf, le brocoli, le haricot blanc, le rutabaga, les blettes, le fenouil, l'endive, les olives vertes, les épinards, l'huître, les moules, les raisins secs...

Consommez :

- Des aliments riches en oméga-3 : noix, graines de lin, graines de chia, mâche, pourpier, escargots, poissons gras (sardines, harengs, maquereaux, anchois, saumon, thon, espadon, foie de morue) cuits à basse température ou crus. Vous pouvez les congeler trois jours puis les couper très fins et les faire mariner deux heures dans du jus de citron.
- Des aliments riches en vitamines du groupe B : légumineuses (pois cassés, lentilles, haricots secs, pois chiches...), oléagineux (noix, noisettes, amandes, pistaches, noix de cajou, noix du Brésil...), germe de blé, céréales, thon, viande de porc, foie, jambon, légumes verts à feuilles sombres (salade, épinards, blettes...), fruits, fruits de mer, crustacés, lapin.
- Des aliments riches en magnésium : cacao, chocolat noir, céréales, notamment avoine, sarrasin, farine complète bio, légumineuses, oléagineux.
- Des aliments riches en tryptophane : riz complet, fromages de chèvre et de brebis, viande, arachides, œufs, poisson, légumineuses.
- Des aliments riches en tyrosine : amandes, avocats, bananes, produits laitiers de brebis ou chèvre, graines de courge et graines de sésame.

Plan alimentaire minceur spécial végétariens

Petit-déjeuner :

- 1 boisson au choix : thé, rooibos, infusion, café léger ou succédané de café (Yannoh, Cérécof, Caro), Ricoré (très bon préparé avec du lait de riz à la place de l'eau), lait végétal (riz, amande, avoine, châtaigne, noisette).
- Du pain avec du beurre ou une purée d'oléagineux (noix de cajou, noisette, amande, sésame) + 1 œuf à la coque ou 1 part de fromage de chèvre ou de brebis ou 1 coupe de fromage blanc ou 1 yaourt de chèvre ou de brebis, ou 1 poignée d'oléagineux et quelques fruits secs (raisins secs, abricots secs, figues, dattes, pruneaux…).

Ou 1 banane avec 1 poignée d'oléagineux.

Ou une compote de fruits (ou un yaourt de chèvre et de brebis) mixée avec 5 amandes, 1 cuillerée à soupe de graines de lin et 1 cuillerée à soupe de graines de millet brun.

Pas de miel ni de fruits crus ou jus de fruits aux repas.

11 heures à 11 h 30 :

- 1 verre de jus d'herbe d'orge Green Magma (boutique bio) ou de la spiruline (1 cuillerée à soupe de poudre pour un verre d'eau).

Ou 1 verre de jus de légumes ou des fruits de saison.

Déjeuner :

- Crudités ou salade verte (pour la vinaigrette, utilisez de l'huile de lin ou un mélange oméga-3, ou de l'huile de noix ou de colza bio de première pression).
- Légumes cuits + céréales et légumineuses ou châtaignes.

Ou légumes cuits + céréales ou légumineuses ou pommes de terre avec œufs ou fromage de brebis ou de chèvre ou oléagineux et fruits secs (raisins secs, pruneaux, abricots secs…).

- 2 carrés de chocolat noir à plus de 70 % (pour le fer).
- Compote ou tarte maison aux fruits (dans ce cas, diminuez les féculents du plat) ou fruits cuits (pomme au four, poire à la vapeur avec coulis de fruits rouges ou chocolat, ou poire au vin avec épices…).

Entre 16 heures à 17 heures :

- Des fruits de saison avec éventuellement 2 carrés de chocolat noir ou quelques oléagineux.

Dîner :

- 1 salade composée avec des légumes crus ou/et cuits (des haricots verts par exemple), un peu de céréales et légumineuses ou 1 tartare d'algues ou 2 œufs.

Ou 1 soupe aux légumes + des crudités + 2 œufs ou 1 tartare d'algues ou 1 pâté végétal.
Ou 1 soupe aux légumes avec un peu de céréales et légumineuses.

Boisson :
- Eau faiblement minéralisée (Montcalm, Mont Roucous, Celtic, Liese). Sa teneur en résidu sec à 180 °C doit être inférieure à 100 mg/l.
Il est permis de s'accorder 1 verre de vin bio au repas de midi ou du soir.

QUELQUES CONSEILS AU QUOTIDIEN pour une alimentation végétarienne équilibrée

Évitez les produits laitiers de vache. Chez le végétarien, une ou deux portions de fromage de chèvre ou brebis par jour sont tolérées.
Le calcium est présent dans de nombreux produits non lactés tels que les amandes, l'ortie, les navets (surtout les feuilles), le chou, les noisettes, le persil, la figue fraîche, le pissenlit, le pois chiche, le jaune d'œuf, le brocoli, le haricot blanc, le rutabaga, les blettes, le fenouil, l'endive, les olives vertes, les épinards, les raisins secs...

Quelles sont les carences à redouter chez le végétarien ?

Viande et poisson ne sont pas indispensables. Un régime végétarien reste possible à condition que celui-ci soit parfaitement équilibré. Sinon, gare aux carences ! Les plus fréquentes lors de diète végétarienne sont les déficits en protéines, en vitamine B12, en zinc, en fer, en oméga-3 :
- **Les carences en protéines** entraînent fatigue, hypotension avec quelquefois malaise vagal, faiblesse musculaire, déminéralisation osseuse (la trame de l'os étant avant tout constituée de protéines), affaiblissement du système immunitaire avec une tendance plus prononcée aux infections.
- **Les carences en vitamine B12** sont à l'origine de l'anémie, car cette vitamine est essentielle à la formation des globules rouges.
- **Les carences marquées en zinc** prédisposent à un retard de croissance chez l'enfant, à une puberté tardive, à une grande sensibilité aux infections, à des problèmes de peau, notamment l'acné, à des plaies qui cicatrisent mal, à des chutes de cheveux.
- **Les carences en fer** entraînent anémie, aggravée notamment par une carence en vitamine B12 associée, pâleur, grande fatigue, essoufflement au moindre effort, troubles du système immunitaire, chute de cheveux. Une grave carence en fer se traduit chez les enfants par des retards de croissance et des troubles du développement du système nerveux central.
- **Les carences en oméga-3** amènent troubles de l'humeur, problèmes cardiovasculaires et de peau.

Vous comprendrez donc que si vous suivez un régime végétarien dont viande et poisson sont exclus, il faut à tout prix équilibrer votre alimentation en recherchant des aliments riches en protéines, vitamine B12, zinc, fer et oméga-3, voire en supplémentant à l'aide de compléments alimentaires !

Dans quels aliments trouver ces précieux nutriments ?

- **Les protéines** : il faudra consommer régulièrement des œufs, des produits laitiers de chèvre et de brebis, associer céréales et légumineuses, oléagineux et fruits et légumes secs. Consommez des algues, de la spiruline et des orties, qui sont des végétaux riches en protéines, en fer et en calcium.
- **La vitamine B12** : en dehors de la viande, du poisson, des fruits de mer et crustacées, peu d'aliments apportent la vitamine B12. On en trouve dans le jaune d'œuf, surtout cru. Le déficit en vitamine B12 est donc la carence la plus fréquente chez le végétarien qui aurait tout intérêt à supplémenter son alimentation par un complexe de vitamines B naturelles sous forme de complément alimentaire.
- **Le zinc** : vous en trouverez dans le germe de blé, les graines de sésame, le fromage de chèvre et de brebis, le cacao, le chocolat à teneur en cacao de plus de 70 %, les pignons de pin, les noix de pécan, les graines de tournesol, les cacahuètes. Là aussi, il serait prudent de faire des cures de zinc sous forme d'oligoéléments, notamment parce qu'une consommation trop importante de céréales et de légumineuses empêche en partie l'absorption du zinc.
- **Le fer** : on en retrouve dans les lentilles, les haricots secs, le quinoa, les pois chiches, les graines de courge, de sésame, les pistaches, le cacao et le chocolat noir, le cassis, le raisin, les noix, les noisettes, les amandes, le millet, l'épeautre, les boissons à l'épeautre, la betterave rouge crue râpée, en jus ou cuite, l'abricot frais, sec, en jus. Sachez que le fer des produits animaux est bien mieux absorbé que celui issu des végétaux. Il est important de vous supplémenter en algues, spiruline et chlorelle si vous optez pour le végétarisme. Le fait de boire café et thé à la fin des repas s'oppose à l'absorption du fer. Il convient donc d'attendre quatre heures après un repas pour déguster thé noir, vert ou café. Au contraire, la prise simultanée de fer et de vitamine C augmente l'absorption du fer.
- **Les oméga-3** : vous en trouverez dans les graines de lin, de chia, les noix, les huiles de noix, de chanvre, de colza, de lin, le pourpier, la mâche, les œufs des poules nourries aux graines de lin.

Certains végétariens ne consommant pas de viande mangent néanmoins du poisson et autres produits de la mer. Ce peut être une bonne alternative, car bon nombre de carences seraient ainsi évitées. Le végétalisme, forme sévère du végétarisme excluant tout produit animalier ainsi que les sous-produits (œufs, laitages), est à proscrire formellement car, dans ce type alimentaire, de sévères carences sont à redouter.

Sans être végétarien pour autant, il serait bon pour tout un chacun de consacrer deux jours par semaine à une alimentation végétarienne.

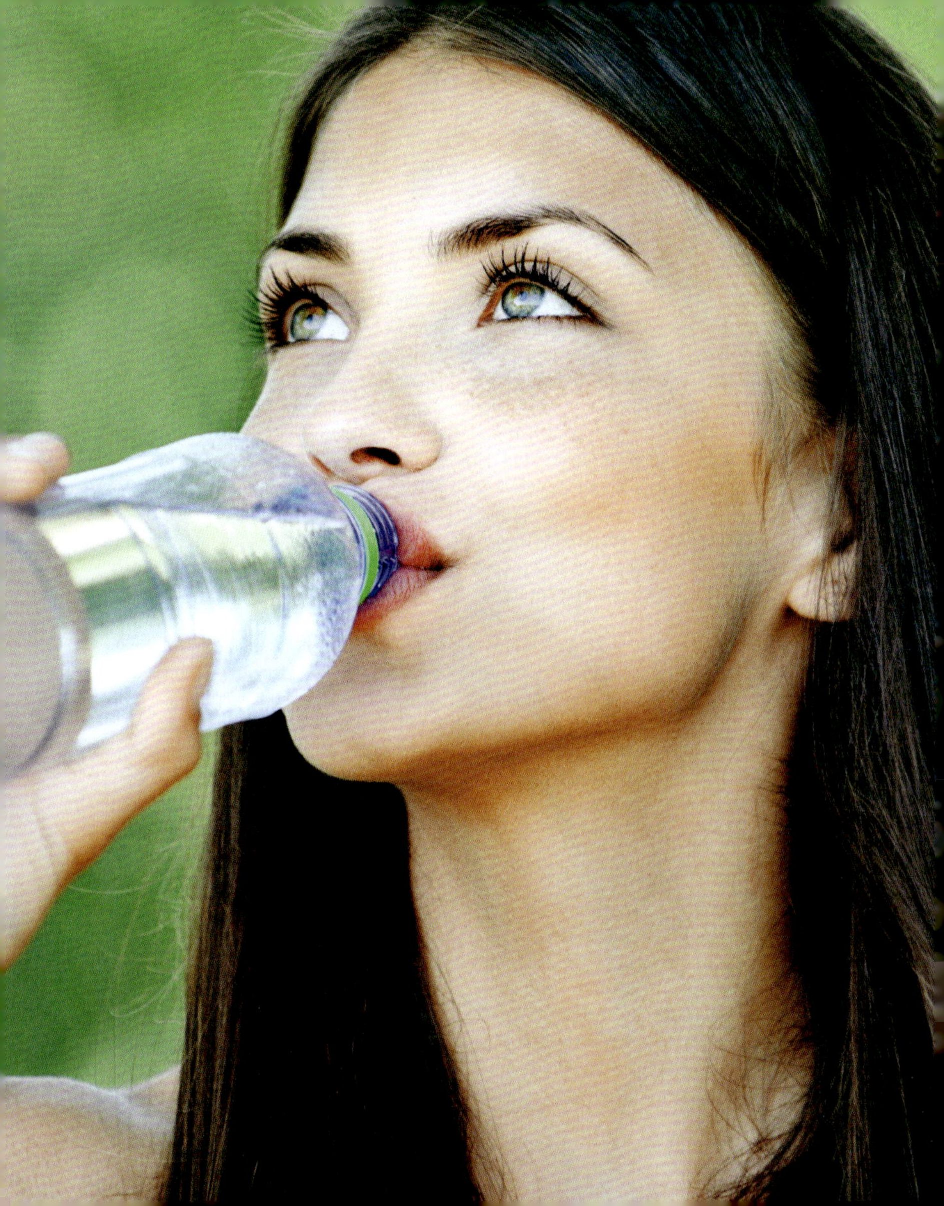

Quelle eau pour votre santé ?

Pour se désaltérer, l'eau la plus pure et la moins déminéralisée possible est la seule boisson indispensable.

Quand on pense à l'importance de l'eau (environ 65 % du poids du corps chez l'adulte), il conviendrait de porter une attention particulière à celle que l'on boit et d'en consommer environ 1,5 litre par jour, soit environ une dizaine de verres, pendant et entre les repas.

Une fois bue, l'eau passe très rapidement dans la circulation sanguine : une fois dans le sang, elle est distribuée à tous les organes et à toutes les cellules. La peau en a besoin afin de maintenir un taux d'hydratation optimal nécessaire à la température du corps, grâce à la transpiration. Les reins l'utilisent pour filtrer et épurer le sang, ce qu'ils font en permanence.

Quant à notre cerveau, composé à 90 % d'eau, il est très sensible à la déshydratation. S'il manque 2 % d'eau à nos cellules cérébrales, la capacité de travail de notre cerveau se trouvera réduite de 20 %. Ce serait d'intérêt public de distribuer régulièrement des verres d'eau à nos écoliers !

QUELLE EAU FAUT-IL BOIRE ?

L'eau du robinet

L'eau du robinet, que l'on dit pure, est certes contrôlée d'un point de vue bactériologique, mais les différents traitements qu'elle subit (chlore, soude, chaux, ozone), tous très oxydants, avec quelquefois un ajout d'aluminium afin qu'elle soit plus limpide, la rendent à mon avis impropre à la consommation.

La présence de nitrates dans l'eau du robinet a été multipliée par cinq en vingt-cinq ans. Les herbicides, pesticides et métaux lourds sont admis par les organismes distributeurs à condition de ne pas dépasser certains seuils, lesquels ont été régulièrement augmentés. Il paraît difficile de considérer qu'il s'agit là d'une eau biologiquement acceptable.

Les eaux en bouteille

Si les normes très strictes qui s'appliquent tant aux eaux minérales qu'aux eaux de source sont bien respectées, les eaux en bouteille sont souvent trop chargées en minéraux. Or, les minéraux contenus dans l'eau, notamment le calcium et le magnésium, sont très peu assimilés par l'orga-

L'eau est précieuse pour ce qu'elle emporte et non pour ce qu'elle apporte.

nisme (sauf lorsqu'il s'agit d'une eau fraîchement recueillie à la source dans les stations thermales, ce qui n'est pas le cas de l'eau en bouteille). Les minéraux contenus dans les eaux en bouteille sont, entre autres, quelquefois responsables de calculs rénaux.

Une importante spécialiste de l'eau, le Dr Jeanne Rousseau (pharmacienne, chercheuse), disait que l'eau est précieuse pour ce qu'elle emporte et non pour ce qu'elle apporte. Si vous buvez de l'eau minérale, vérifiez sur l'étiquette la teneur en résidu sec à 180 °C. Celle-ci ne devrait pas dépasser les 100 mg/l (Mont Roucous, Celtic, Rosée de la reine, Source Liese…).

Malheureusement, les bouteilles en plastique sont généralement fabriquées à partir d'un composé nommé PET. Il s'agit d'un polymère chimique qui, selon plusieurs études, peut transmettre à l'eau certains de ses éléments, notamment lorsque les bouteilles ont séjourné au soleil. Ces éléments chimiques sont de puissants perturbateurs endocriniens pouvant se révéler cancérigènes.

Quelle alternative existe-il ?

Il existe des solutions de traitement de l'eau du robinet. Mais attention, toutes ne se valent pas !

Choisissez un système permettant de changer la structure moléculaire du calcaire et de traiter l'eau sans apports de produits chimiques ou de sels. La première option est de choisir des filtres supprimant le chlore, les métaux lourds, les résidus médicamenteux présents dans l'eau du robinet, notamment hormones, antibiotiques, psychotropes. Vous pouvez également installer un système comprenant un double vortex en forme d'ADN, élaboré sur le nombre d'or, permettant une action sur la mémoire de l'eau (selon les travaux de Masuro Emoto). L'eau se trouve ainsi débarrassée des informations nocives qu'elle pourrait véhiculer. Enfin, vous pouvez revitaliser l'eau par le principe de la bio résonance, à l'aide d'une double coque au cœur du module contenant du quartz dynamisé et hautement énergétique.

Il existe sur le marché beaucoup de produits miracle censés vous aider à perdre du poids. En réalité, très peu se révèlent efficaces. Ils ne font généralement maigrir que votre porte-monnaie !

Cependant, certains compléments alimentaires, plantes, remèdes homéopathiques et oligoéléments peuvent vous donner un coup de pouce dans le cadre de votre objectif minceur.

Compléments alimentaires et plantes

LES COMPLÉMENTS À BASE DE FIBRES SOLUBLES DANS L'EAU

Avec l'action de l'eau, ils gonflent dans l'estomac. Ils diminuent la sensation de faim en réduisant le seuil de satiété. Par ailleurs, les fibres vont emprisonner une partie des sucres et des graisses alimentaires et les évacuer par les selles.

Konjac, nopal, fibres de cacao et de pulpe d'orange, chitosan, gomme de guar, agar-agar... Ces compléments alimentaires sous forme de gélules se prennent généralement une vingtaine de minutes avant les repas avec un grand verre d'eau.

Sélection :

- Formule Konjac HDNC Noria Distribution : 1 capsule vingt minutes avant le déjeuner et le dîner avec un grand verre d'eau.

LES « BRÛLE-GRAISSE »

Les brûle-graisse, ou stimulants du métabolisme de base, permettent d'activer la production énergétique de votre corps dans le but de perdre plus facilement votre masse graisseuse. Ils accélèrent la lipolyse (les graisses sont transformées en énergie et pas stockées). Ces produits réguleraient la prise de poids en stimulant la graisse beige ou brune, qui est un type de cellule graisseuse qui brûlerait les calories au lieu de les stocker, à l'inverse de la graisse blanche, qui les accumule.

Afin d'augmenter l'effet d'un complément alimentaire ou d'une plante brûle-graisse, il convient de réduire les apports en sucre (voir p. 99), de pratiquer une activité sportive régulière (voir p. 72) et d'avoir un sommeil suffisant (voir p. 50).

Sélection :

- Piment : Piment Brûleur, New Nordic. 1 gélule au milieu du repas à midi et le soir.

- Cétones de framboises : Solaray Noria Distribution. 3 gélules par jour pendant une semaine, puis 2 par jour.

- *Lactobacillus L Gasseri* : SFB. 1 gélule par jour trente minutes avant un repas, de préférence à jeun.

- Café vert : Solaray Noria Distribution. 1 gélule le matin.

- Citrulline et artichaut : MinciConcept Fenioux. 1 stick à prendre dans un verre d'eau matin et soir en dehors des repas.

- Mélatonine : Solaray Noria Distribution, hormone du sommeil. 6 à 8 gouttes à mettre sous la langue au coucher, une fois la lumière éteinte (voir chapitre « L'importance du sommeil » p. 50).

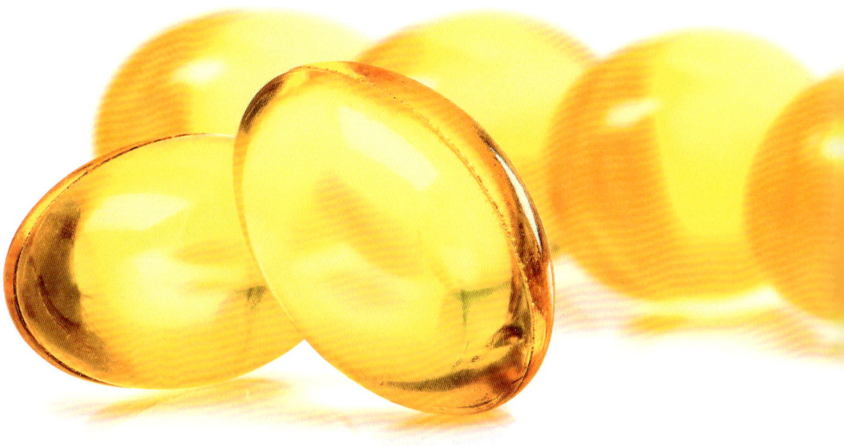

L'homéopathie prend en compte la personne dans sa globalité et son individualité.

LES OLIGOÉLÉMENTS ET LES PLANTES AGISSANT SUR LA GLYCÉMIE

Ces compléments alimentaires ont la propriété de réduire la transformation des glucides en glucose et amidon assimilables par les intestins. Il en résulte une sollicitation moins grande de l'insuline et une utilisation des graisses de réserve par le corps.

Sélection :

- Picolinate de chrome : KAL Noria Distribution. 1 comprimé par jour au petit-déjeuner.

- *Gymnema sylvestris* : Fenioux. 2 gélules quinze minutes avant chacun des trois repas.

- Zuccarin Mûrier : New Nordic. 1 gélule quinze minutes avant chacun des trois repas.

L'AROMATHÉRAPIE

En usage interne :

Citrus Limonum (huile essentielle de citron). Une goutte sur la langue à la fin des repas. L'huile essentielle de citron est également hépato-protectrice.

En olfactothérapie :

Huiles essentielles d'encens, de cardamome, de cannelle de Ceylan écorce. Remplissez un flacon de 5 ml de ces trois huiles essentielles à parts égales et respirez directement au flacon, le temps de quelques respirations, avant de passer à table et à chaque fois qu'une fringale ou une envie de sucrerie survient.

En usage externe :

Voir chapitre « Les techniques manuelles » p. 139.

L'HOMÉOPATHIE

L'homéopathie prend en compte la personne dans sa globalité et son individualité. Chacun d'entre vous est unique de par ses antécédents familiaux, les chocs émotionnels qu'il a vécus, sa manière de vivre, son éducation, ses croyances... L'homéopathie soigne avant tout des êtres humains, et non des maladies ! C'est pourquoi elle doit être parfaitement adaptée au cas global du patient. Un bon homéopathe effectue une observation minutieuse des symptômes développés en tenant compte des réactions, de l'état physique, psychologique, mental et des particularités du sujet. Ainsi, je vous recommande d'avoir recours à un médecin formé à l'homéopathie pour une prise en charge globale (du sur-mesure, en quelque sorte).

Toutefois, les remèdes préconisés ci-dessous ont été ciblés en tenant compte de certaines observations.

- Si vous avez tendance à la boulimie, si vous ingurgitez vos aliments rapidement sans même prendre le temps de mastiquer : *Antimonium crudum* en 9 CH.

- Si vous avez un bon coup de fourchette et que vous grossissez facilement, au moindre écart : *Calcarea Carbonica* 15 CH.

- Si vous mangez vos émotions, si vous compensez vos contrariétés par de la nourriture : *Ignatia* 30 CH.

- Si la faim vous rend agressif : *Anacardium orientale* 9 CH.

- Si vous avez surtout faim de sucreries, de façon impérieuse : *Argentum nitricum* 30 CH.

Prenez 2 granules du ou des remèdes (si vous vous retrouvez dans plusieurs situations) matin et soir et à chaque fois qu'une envie de manger en dehors des repas vous taraude.

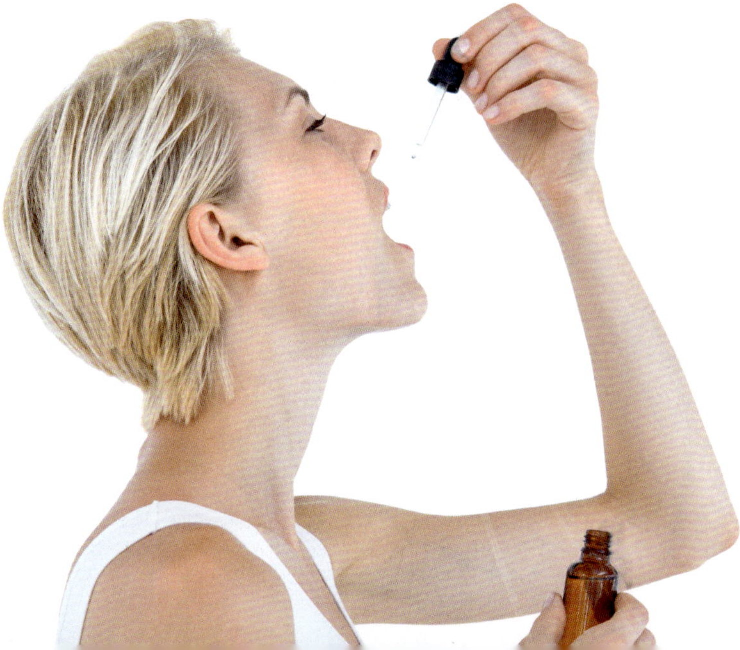

Bibliographie

Les Kilos émotionnels. Comment s'en libérer, Dr Stéphane CLERGET, éditions Albin Michel
L'Amour et les kilos, Dr Stéphane CLERGET, éditions Albin Michel
Mincir et se réconcilier avec soi, Michèle Freud, éditions Albin Michel
Vivre avec Ho'oponopono, Nathalie Bodin-Lamboy, éditions Guy Trédaniel
Maigrir par la cohérence cardiaque, Dr. David O'Hare, éditions Thierry Souccar
Le Régime IG diabète, Dr. Jacques Ménart, éditions Thiery Souccar
Homéopathie, soins et conseils, Dr Martine Gardénal, édtions Guy Trédaniel

Remerciements

Aux nombreux maîtres qui ont croisé mon cheminement ces trente dernières années au travers de formations, séminaires, conférences, lectures…
Cet ouvrage est le fruit de leur enseignement.
Ma gratitude va également aux adhérents de l'association Ardevie, aux personnes qui me consultent dans le cadre de mon activité de naturopathe, grâce auxquels je puise la force d'étancher ma soif de connaissance en matière de santé naturelle et de développement personnel.
À Flore Beaugendre, qui m'a fait confiance pour la rédaction de ce livre et à Claire Mounier pour la relecture.
À ma famille.

Direction d'édition : Thierry Lamarre
Édition : Flore Beaugendre
Texte : Christiane Barbiche
Correction-révision : Claire Mounier
Conception graphique, mise en pages, couverture et recherche iconographique :
Carole Schilling - www.caroleschillingdesign.com

Éditions Marie Claire
Publiées par Société d'Information et de Créations - SIC
Une société de Marie Claire Album
10, bd des Frères-Voisin 92792 Issy-les-Moulineaux CEDEX 9 - France
Tél. 01 41 46 88 88
RCS Nanterre 302 114 509
SARL au capital de 3.822.000 euros

Photos © Shutterstock.
Couverture : © Shutterstock, Maksim Shmeljov

ISBN : 979-10-323-0621-5
N° Éditeur : 38369
Imprimé par Elcograf S.p.A., Vérone, Italie
Dépôt légal : août 2021

www.sotrendoo.com

Confessions

Dans la rue du bonheur, perdue

Rachel Hausfater

De La Martinière

Pour elle, pour lui,
pour eux.
Pour moi.

Tout a changé
depuis que j'ai déménagé d'avant.

Je ne reconnais plus rien,
ni gens, ni choses, ni monde, ni moi.

Et j'ai tout le temps mal, peur, et rage,
tout le temps peine,
depuis que j'habite dans la rue
du Trésor Perdu.

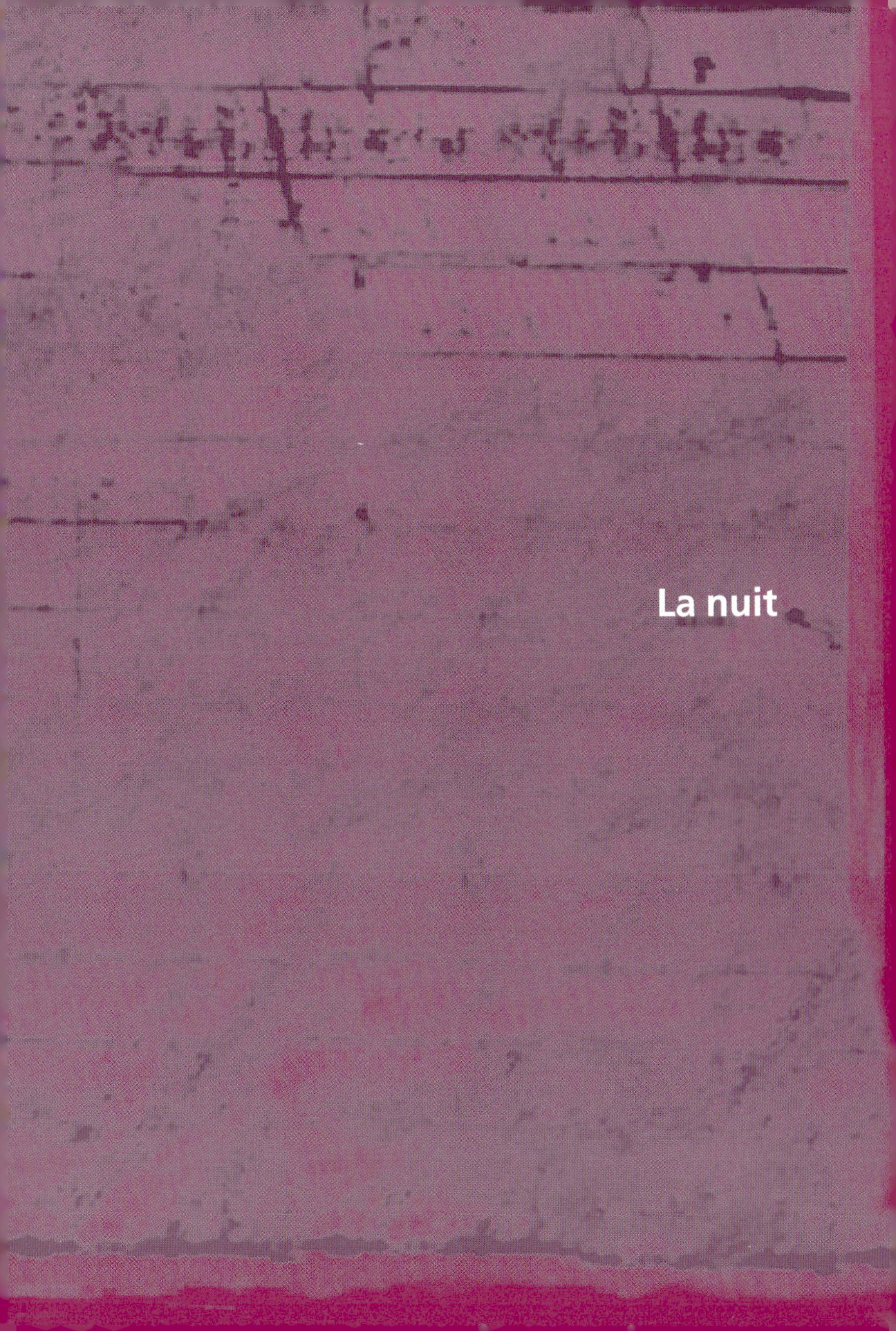

La nuit

Couchée dans le noir,
avec le froid dehors qui claque
et veut m'entrer.
J'ai peur du vent, j'ai peur des gens.
J'écoute le rien et il emplit tout.
J'attends une fin, mais rien n'a commencé.

Je veux mon ours mais je l'ai jeté.
Je veux Maman mais on est fâchées.
Je veux Papa mais j'ai trop poussé.
Je voudrais être simple,
mais tout s'est compliqué.

Ma vie est toute fermée,
personne ne peut entrer.
La mort je connais pas.
Alors, pourquoi me regarde-t-elle
sans parler ?

DANS LA RUE DU BONHEUR, PERDUE

Dehors, mais si loin, des vies s'agitent et rient.
Personne ne m'y invite,
personne ne m'y attend.
Pas de place pour moi,
nulle part je n'ai ma place.

J'ai froid, dans ma vie devenue seule.
Des heures durant, je regarde le noir.
Et j'ai peur.

Avant pourtant, le noir était doux,
il était couverture.
Et quand il faisait peur, la lumière le tuait.
Avant la nuit duvetait et rosissait mes rêves.
Rêves de jeux, rapides et sautillants ;
rêveries de vie, forcément belle.
Et les dompteurs
savaient vaincre mes cauchemars,
de guerre et de perte.

Papa poussait la porte, tout reprenait
sa place et la paix revenait.
Maman amenait l'eau, lissait les plis
et posait les caresses.
Mes sœurs respiraient,
docilement je les suivais.
Et puis j'avais mon ours
et il me connaissait.

Avant le vent était dehors,
dedans il faisait bon.
Et ça sentait le tendre, le gentil, le on t'aime.
Pas de questions, juste de l'espoir.
La vie était coton et sucre,
ma vie était vivante.
Je fermais les yeux
et m'échappais tranquille,
sachant qu'à mon réveil tout serait pareil.
Avant, la nuit, je dormais.

DANS LA RUE DU BONHEUR, PERDUE

Mais maintenant le vent est dans ma tête,
et le sommeil me fuit
comme s'il n'existait plus.
J'ai peur de disparaître,
j'ai peur de ne jamais être.
Mes yeux restent ouverts
et interrogent le vide.
La nuit je ne dors pas.
La nuit, je me débats.

Mon corps

DANS LA RUE DU BONHEUR, PERDUE

J'avais un petit corps, rond et doux,
sur ressorts.
Il m'obéissait bien et il sentait si bon.

Parfois malade le pauvre,
douloureux et fiévreux.
J'allais dans le grand lit
et Maman me soignait.
Elle m'apportait la boîte de malade,
pleine de surprises et de secrets.
Couchée toute seule,
fragile et très précieuse,
j'écoutais de loin
les bruits de la maison sans moi.
J'étais bien comme ça,
même malade j'étais bien.

Ce corps bondissant aimait courir, sauter,
voulait tout essayer.

DANS LA RUE DU BONHEUR, PERDUE

Alors souvent blessé, saignant, tordu, cassé.
Mais ce n'était pas grave :
c'est parce que je vivais.
Maman grondait, nettoyait, pansementait.
Le docteur réparait, recousait, recollait.
Papa s'inquiétait, Papa consolait.
Et moi je repartais, tombais et retombais.
Je voulais tant voler !

Maintenant quand je saigne, c'est sale,
il faut cacher.
Ça me fait mal au ventre
et je voudrais sombrer.
Maman ne touche plus mes genoux,
elle ne me touche plus nulle part.
Et moi je ne tombe plus.
Parce que je ne joue plus,
plus jamais je ne joue.

DANS LA RUE DU BONHEUR, PERDUE

Avant j'étais toujours propre,
même sale j'étais propre.

Maintenant je suis sale,
même propre je me sens sale.

Avant je sentais bon, le savon et l'air frais.
Je sentais le soleil et le sable de l'été,
les feuilles au vent d'automne,
le gel pur de l'hiver,
la pluie douce au printemps,
son lilas enivrant.
Avant je sentais le dehors.

Maintenant je sens le dedans.
L'enfermé, le pourri,
les sources souterraines.
La mousse sombre des grottes,
la boue des marécages.

DANS LA RUE DU BONHEUR, PERDUE

Je suis comme un cloaque
dans lequel je me noie.

Là où j'avais du plat, du lisse, du parfait,
poussent et creusent des choses
qui ne peuvent être (à) moi.
Les nouvelles bosses du haut me font honte,
et je me tiens bossue
pour ne pas qu'on les voie.
Personne ne doit savoir
que j'ai quelque chose là.
La nuit je les inspecte, ils ne sont pas pareils,
j'ai peur, c'est pas normal,
je vais mourir peut-être.
Quand je cours ils tremblotent, ça fait mal,
ça fait bête.
Et quand je les enferme,
c'est moi que j'emprisonne.

Les filles de ma classe disent
que je suis formée.
Mais je me sens difforme :
l'âge m'a déformée.

Et le bas, mon bas qui était sans mystère,
se couvre et se voile tandis que le haut enfle.

Avant je n'y avais rien,
deux jambes et puis c'est tout.
Rien entre et rien dedans.
J'aimais être d'une seule pièce.
Avant j'étais si simple
et tout était très simple.

Maintenant il s'y passe des choses
que je n'aime pas,
des choses pas à moi et dont je ne veux pas.

DANS LA RUE DU BONHEUR, PERDUE

La nuit, quand j'ai mes peurs,
je sens mes mains si froides, si esseulées,
qui viennent se réchauffer
là où j'ai tant changé.
En bas de chez moi
grouille un monde effrayant,
un monde affamé que je ne sais rassasier.
Je ne me sens pas prête
pour ce feu bouleversant.
Je suis bien trop petite
pour cette guerre secrète.

Je ne sais pas ce que veut ce corps-là.
Ce corps n'est pas mon corps !
C'est celui d'une femme,
que je ne connais pas et qui ne m'aime pas.
Je ne veux pas être elle, être cette femme-là.
Je ne veux pas être femme.
Moi, je suis une fille !

Elle

Pas comme elle.
L'ennemie.
La froide.
La trop vieille.
Celle dont je ne viens pas,
et dont je ne veux pas.

Ses cheveux trop coiffés,
sa voix horripilante,
ses habits de dame sage,
sa vie si routinière.

Ma bonne fée
devenue
sorcière.

DANS LA RUE DU BONHEUR, PERDUE

Elle…
Qui était la plus belle, la plus douce,
la sent-bon.
Qui prenait tant de place,
qui était comme ma terre.
Ma mère paysage, partout, mon univers.

J'aimais sa peau son chaud,
ses cheveux doux et calmes,
ses habits magnifiques, ses habits
de marquise.
Il n'y avait qu'une femme, sur ma terre,
et c'était elle.
Il n'y avait qu'une mère :
c'était la mienne.

Ma Maman.
Chérie.

Mère parfaite.
Absolue.
Toute savante,
et si bonne consolante.

Maintenant ne peut rien.
Maintenant ne sait rien.
À elle maintenant je ne raconte plus rien.

Mère nourricière, généreuse, rassasieuse.
Mère de soupe au cresson,
de gâteaux à la crème de lait,
de biscottes au miel et de gratins de nouilles.
Mère chaude, salée-sucrée.
Ma mère du dîner.
Est devenue une empoisonneuse.
Une mère de viande et de légumes,
de plats trop cuisinés, trop sains,
trop bons pour la santé.

DANS LA RUE DU BONHEUR, PERDUE

Je n'aime plus ses crèmes,
ses potages, ses rôtis.
Maintenant je n'aime plus manger
que le goûter.

Mère soignante, guérissante, bienfaisante,
aux mains fraîches, aux potions magiques,
aux paroles apaisantes.

Qui ne sait pas quand j'ai mal,
que j'ai mal.
Et n'essaie pas de soigner
ma nouvelle maladie,
celle qui fait saigner et gonfler, trop changer,
celle qui me fait crier, pleurer et la maudire.

Mère du bain, des draps propres,
des fleurs fraîches.

Magicienne de vie.
Maîtresse de la maison.

Mais moi je veux partir,
partir de sa maison !

Elle chantait et sa voix berçait mes rêves.
Elle racontait des heures et m'offrait
le monde.
Elle lisait,
moi aussi,
ça faisait des voyages,
ça faisait des amis.

Je ne l'écoute plus.
Ses mots sont démodés.
Sa voix vient de trop loin.
C'est pas ma vérité.

DANS LA RUE DU BONHEUR, PERDUE

Elle arrêtait les disputes,
apaisait les rancunes
et effaçait les larmes.

Mais maintenant avec elle les disputes,
contre elle la rancune,
à cause d'elle les larmes.

Elle expliquait devoirs et leçons,
apprivoisait l'école et calmait les maîtresses.
Elle savait tant,
elle savait tout.

Mais elle ne comprend rien,
n'a jamais rien compris !
Elle pense comme tous les autres.
Son monde est tout petit,
son monde n'existe pas.

Je ne comprends pas bien en quoi
consiste sa vie.
J'ai même du mal à croire que ça,
c'est une vie !

Elle si vaste, immense,
elle s'est toute vidée,
elle est toute dégonflée.

L'indispensable
m'est devenue
inutile.

Une mère ça sert à rien,
qu'à gronder, à punir,
à râler, à maudire,
et à tout interdire.

DANS LA RUE DU BONHEUR, PERDUE

Mère aimante
devenue
repoussante.

Mère chaude
qui peu à peu
s'est glacée.

Avant Maman m'aimait,
et moi j'aimais Maman.
Mais maintenant
qu'elle est devenue ma mère,
l'amour a disparu :
nous sommes des étrangères.

Lui

Le roi.
Mon soleil.
Mon héros.
Le seul.
Le plus grand. Le plus fort. Le si beau.
Le tout-puissant.

L'homme de ma vie.

Sa voix chaude, grave, enjouée : musique.
Sa musique : religion.
Ses chansons : fête.
Ses yeux : mon puits
(là où je buvais, là où je me noyais).
Ses histoires : tristes.
Ses histoires : drôles.
Ses histoires : miennes.

Son nom : mon nom,
pour toute ma vie.

Son travail : mystère.
Travail de fort, de très important.
Travail d'un homme du monde.
Ce monde qui tournait autour de lui :
il en était le maître.

Mon père était un astre,
à l'attraction irrésistible.
À lui je me chauffais,
grâce à lui je m'épanouissais.
Parce qu'il rayonnait j'avais chaud.
Parce qu'il était, je poussais.

Le samedi, à la porte de l'école,
je ne voyais que lui,
le seul à être en couleur.

Je chuchotais : « C’est mon papa »,
et ça voulait tant dire.

Le soir je le guettais,
ma vie comme suspendue.
Quand enfin j’entendais
le bruit de ses poches,
clés et monnaie s’entrechoquant,
ça voulait dire : « Il est là ! Il est rentré ! »
Papa ! Tant à te raconter !
Écoute-moi ! Regarde-moi !
N’aime que moi !

En vacances il était le rocher,
incontournable,
auquel je venais m’accrocher,
comme une tenace petite bernique.
Il nageait mieux, il jouait mieux,
il courait mieux.

DANS LA RUE DU BONHEUR, PERDUE

Il savait tout, possédait presque tout.
Il m'apprenait à être.
Comme lui.

Il pouvait traverser sans se faire écraser,
la rue, la guerre, la vie.
Il n'avait jamais peur ;
moi non plus, quand il tenait ma main.
C'était lui le plus fort,
qui me protégerait toujours.
Toujours il serait là.
Avec moi.
Pour moi.
À moi.

L'aimer était si simple,
c'était une évidence.
Il était dans ma vie et ça me suffisait.

Il était comme ma vie.
Mon bonheur.
Mon amour.

J'étais si fière de lui et de venir de lui.
Je tenais tant de lui.
Je tenais tant à lui.

Pourquoi je l'ai lâché ?

Il était mon père,
j'étais sa petite fille.

Maintenant orpheline.
Je suis enfant trouvée.
Je suis une fille perdue.
Parce que je l'ai perdu.

DANS LA RUE DU BONHEUR, PERDUE

Que lui est-il arrivé ?
Il a rapetissé
a perdu son brillant.
Il n'est plus important.
Il est tiède, pas brûlant.
Il fait partie des gens.
Tant de défauts lui ont poussé,
et l'ont défiguré.
Je ne reconnais plus mon roi,
sans sa couronne
et sans son or.

Il ne comprend plus rien
et empêche de tout.
Il m'énerve quand il sait,
m'énerve quand il ne sait pas.
Lui qui croit tout savoir,
ne sait plus rien de moi.

Il ne voit pas grand-chose,
ce qu'il faudrait qu'il voie.
Je ne veux plus de ce qu'il m'a transmis.
Tout est faux, tout est bête.
Alors je le balaie, je le néglige,
je le nie, le renie.

Il n'est que lui, un homme,
beaucoup trop comme les autres,
et ça, c'est pas assez.
J'ai soif d'autres rêves.
J'ai faim de nouveaux hommes.

Il est vieux finalement.
Mais moi je suis toute neuve !
Moi je suis plus que lui.
Moi je ne suis que moi,
et pas la moi de lui.

DANS LA RUE DU BONHEUR, PERDUE

Il ne compte plus du tout,
lui qui comptait pour tout.
Lui qui était mon tout,
n’est plus que petits bouts.

Lentement il s’éloigne.

Et je l’oublie.

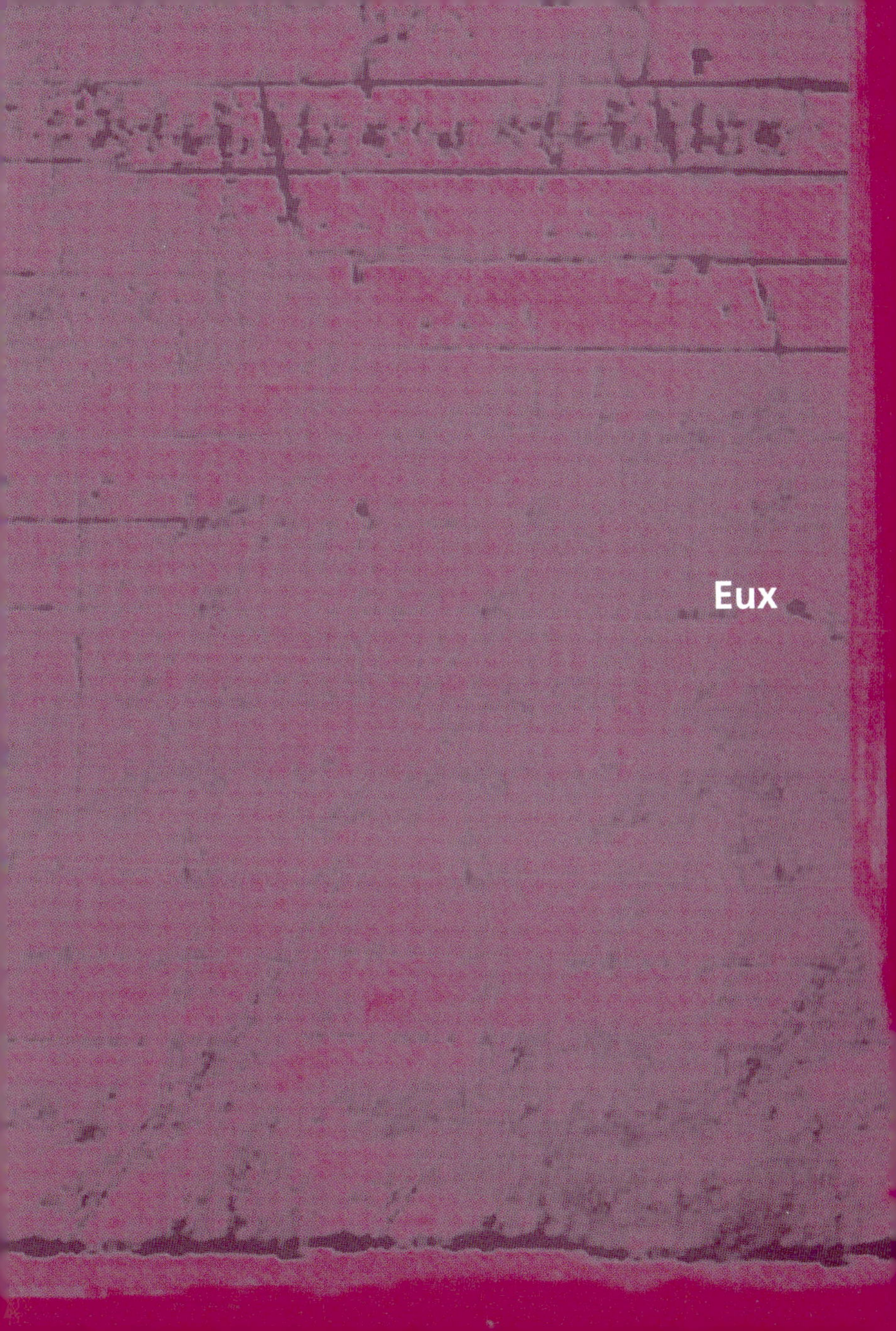
Eux

Les sœurs.
Gentilles sœurs, méchantes sœurs.
Mais sœurs :
mes sœurs.

Nos jeux de folles,
nos jeux entiers.
Passion, exaltation,
débauche d'imagination.
On parlait « russe », on se mariait,
on était orphelines.
Comme on riait, criait, parlait,
comme on jouait !

Sur nos vélos, fringants coursiers,
nous nous sauvions,
nous évadions.
Poursuivies par un « Mistral » mystérieux,
très dangereux,

nos hurlements enflaient, montaient,
nous envolaient.
Il était fort et fou,
le vent avec mes sœurs !

Nos chuchotis, dans le noir de la chambre
les secrets.
Gros chagrins, débuts d'amour,
doutes et peurs, rêves et espoirs,
confiés, partagés.
Et les fous rires…
… à en pleurer !
Et puis leurs respirations,
rangées sagement à côté de la mienne,
qui m'endormaient.

Nos disputes, stridentes, violentes.
Cheveux tirés, livres balancés,
coups de pied aux portes et aux mollets.

La jalousie, amère, corrosive :
elle a plus que moi,
on l'aime plus que moi,
elle est plus belle que moi !

Nos bazars, nos chambards,
la chambre toujours mal rangée,
notre désordre emmêlé.

Nos vies collées,
notre vie ensemble,
s'est arrêtée.

Elles m'énervent maintenant.
Elles ne m'intéressent plus.
Ce sont de fausses sœurs,
ni amies ni ennemies.
Des inconnues gênantes,
de simples parasites,

dont il me faut supporter
la présence insistante.
Mes sœurs m'encombrent,
alors je fais comme si j'étais (la) seule.

Elles aident un peu pourtant,
car elles aussi elles changent.
Nous râlons de concert
et nos révoltes bouillonnent presque pareil.
Nous redevenons complices, un temps,
quand il faut demander,
quand il faut négocier
et quand il faut cacher.

Un jour, je le sais, elles aussi partiront.
Nous nous éparpillerons,
chacune de notre côté.

En attendant côte à côte nous trottons
à petits pas furieux,
tentons des échappées,
rejetons mors et selles
dans de folles ruades.
Nous mettons en commun
chaque permission arrachée
et additionnons nos minuscules victoires.
Cela fait comme une chaîne,
un courant, comme un vent
qui nous porte et nous pousse
imperceptiblement,
mais inéluctablement,
vers une promise et solitaire liberté.

Parfois je ne tiens plus,
je leur dis mes choses intimes.
Mais après je regrette la fuite de mes mots,

ces confidences lâches
qui me mettent en danger.
À nu.

Parce que je n'ai plus confiance.
Ce ne sont que des sœurs :
des partenaires peut-être,
prisonnières de la même geôle,
mais amies non,
pareilles plus jamais.

Nous qui dormions si côte à côte,
rêvons chacune de notre côté.

Nous sommes du même sang.
Mais depuis que notre sang coule,
nous nous sommes séparées.

Et le frère, le tout-petit,
qui devait tout changer.
Qui est venu trop tard
pour pouvoir me sauver.

Dans son monde de mignon,
tout lui est merveilleux.
Je voudrais y entrer, être avec lui comme lui.
Mais je ne sais plus jouer et il me voit crier.

Alors je reste au seuil et ça me fait pleurer.
Je touche un peu son chaud
et ça sent le passé,
le bon passé douillet de quand j'étais bébé.
Le paradis perdu,
dont je me suis chassée.

DANS LA RUE DU BONHEUR, PERDUE

Lui sait rire,
moi je ne fais que grincer.

Chez lui tout est joli
et je voudrais toucher.

Chez lui il fait si chaud,
moi dehors je grelotte.

Mais c'est là que j'habite.

Chez moi

Avant j'étais chez moi.
Maintenant j'habite chez eux.

J'avais ma petite place
dans la maison des nains.
J'y avais mon placard, mon lit et mon assiette,
et le droit d'y bien vivre,
le droit de vivre en paix.

Maintenant princesse sale,
toute seule dans mon donjon,
je grimace, me tords les mains
et file ma douleur.

Ma maison d'avant
m'accueillait comme une mère,
me protégeait comme un père.
J'avais un chez moi fait pour moi,
un chez moi tout à moi.

DANS LA RUE DU BONHEUR, PERDUE

Maintenant quand je rentre, tout se ferme,
tout s'arrête.
C'est comme si je mourais,
comme si on me murait.

Avant ma maison était ouverte.
Je pouvais en sortir,
et dehors y entrer.

Mais ici j'étouffe.
Rien ne peut m'arriver.
D'ailleurs, rien ne m'arrive.
Ouvrez-moi, par pitié !
Je suis tout enfermée !

Mon seul chez-moi
dans cette maison qu'à eux,
c'est mon antre, mon petit coin de chambre.

DANS LA RUE DU BONHEUR, PERDUE

La musique dans les murs,
mes rêves en nuages lourds,
mes espoirs qui palpitent cachés sous le tapis.

Je l'ai peinte tout en noir,
et mes chanteurs soleils
y brillent et me sourient.

Mes livres et mes disques, empilés, mal rangés,
me font une barricade de chaleur.
Leurs mots et leurs notes, magiques,
me sont des talismans.
Seuls eux parlent ma langue,
celle de mes cris rentrés,
celle de mes cris hurlés,
celle de ma triste révolte.

Car maintenant j'ai trouvé ma musique.
Celle qu'ils n'aiment pas.

Et moi je n'aime qu'elle !
Celle qu'ils n'écoutent pas :
je ne crois plus qu'en elle.

Ma musique sait comme je suis malheureuse,
et elle m'aide à pleurer.
Ma musique elle sent,
et moi je la sens elle.
Ma musique me comprend.
Ma musique, elle, elle m'aime.

Elle dit que ça viendra
et je ne suis plus toute seule.
Quand je l'écoute je crois entendre
le monde, au loin,
qui chuchote mon nom.

Depuis toujours ma chambre est mon refuge.
Petite, j'y nouais mes rêves bout à bout

et regardais mes histoires
s'évader par la fenêtre.
Blottie sur mon lit, je vérifiais mes ailes,
les regardais frémir.
Et puis les repliais bien soigneusement.
Je savais bien qu'un jour je partirais…
Le monde entier dehors était là, m'attendait.
Il suffisait d'ouvrir,
et puis d'un peu grandir.

Mais maintenant on dirait que jamais
on n'y ouvre les volets.
Ma chambre est comme en deuil,
une chambre de malade,
chargée de miasmes et étouffante.
Les fenêtres sont condamnées,
comme moi, la condamnée.
Dehors n'existe pas.
Et je crains que jamais je ne m'envolerai.

DANS LA RUE DU BONHEUR, PERDUE

Ma jolie chambre rêvoir
n'est plus qu'un révoltoir,
où je cultive mon désespoir.

Cloîtrée dans ma cellule de survie,
je sens mes ailes qui cognent,
je les vois qui s'étiolent.
En moi la vie s'affole.
J'ai tant d'envies de force,
tant de désirs sans forme,
qui voudraient exploser,
me faire vivre enfin.

Mais je suis enfermée.
Où donc est ma sortie ?

Je suis dans une prison
dont j'ai jeté les clés !

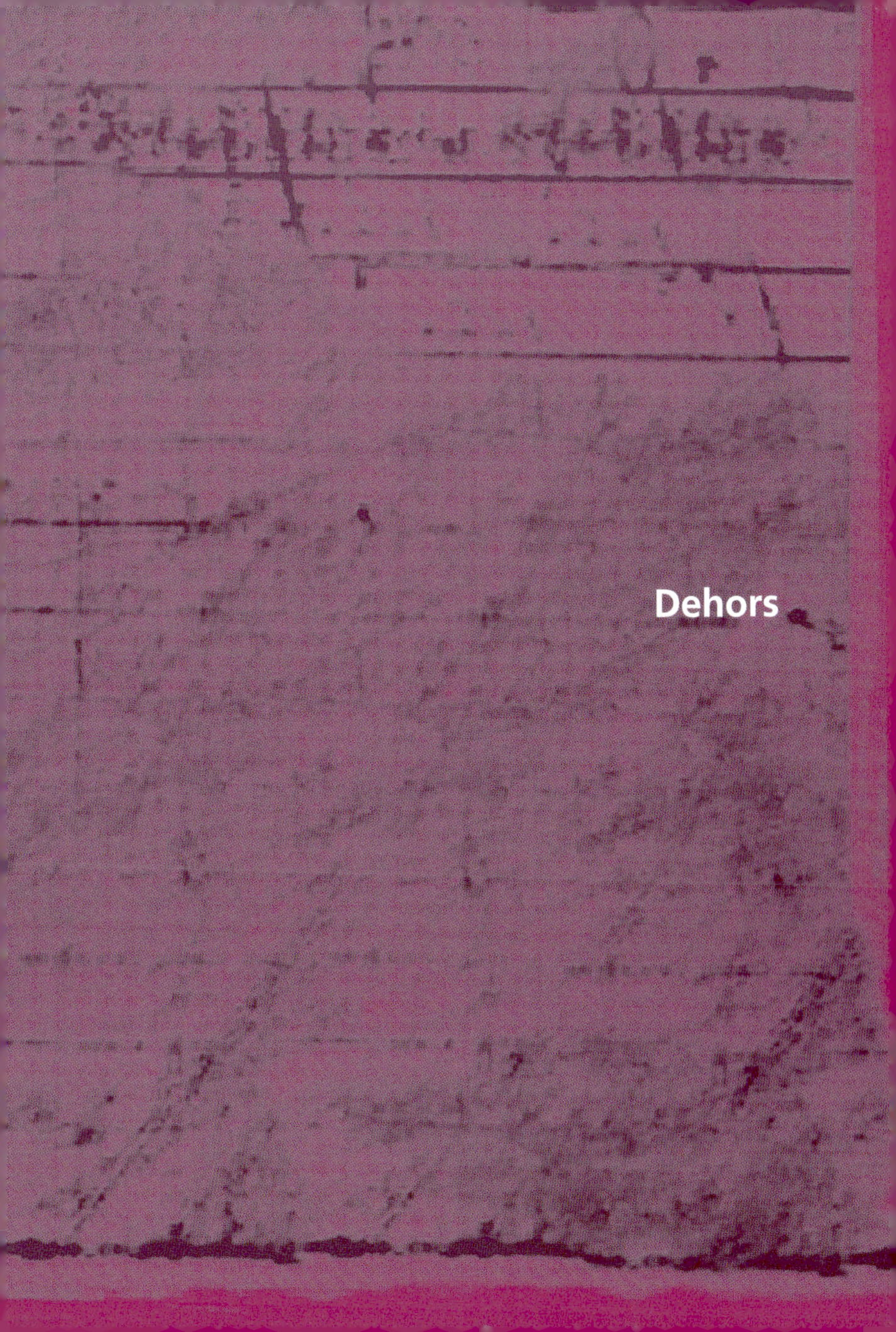
Dehors

Dehors était partout,
le monde était à moi,
et toute la nature n'existait que pour moi.

Dehors s'est rétréci.
est devenu petit.
Mon dehors de maintenant,
est enfermé en ville.

Je respire ses fumées,
m'apaise dans son bruit.
La foule me caresse,
les magasins me rassurent,
le métro me donne de l'espoir,
les réverbères me réchauffent.
J'aime m'y perdre, m'y noyer.

DANS LA RUE DU BONHEUR, PERDUE

Avant j'avais peur, justement,
de m'y perdre.
Et si peur qu'on me perde.
La ville était dangers,
dure à apprivoiser.
Peuplée d'hommes furtifs,
de passants aveugles,
de voitures hystériques
et de chiens hargneux.

Maintenant encore j'y ai peur.
Peur de tout autour, peur du vide en moi.
Une grande peur qui me serre le cœur
de sa main osseuse.
Comme si je n'existais pas.
Personne ne me parle, personne ne me voit.
La ville ne me connaît pas.
La ville est bien sans moi.

Elle m'ignore, mais ne m'agresse pas.
Elle ne me regarde pas,
ne parle pas de moi.
Elle ne pense pas de mal de moi.
Et ça me repose, d'être invisible.

Je marche, toujours je marche,
comme si jamais jamais je n'allais rentrer
à la maison.
J'attends, je guette.
Je me cherche un petit bout de place.
Car c'est là que se jouera ma vie
(quand elle commencera).
Là, peut-être, que m'attend le « il »
qui un jour m'aimera.

Alors j'erre et je me traîne
dans le seul dehors qui me reste,
le seul qui ressemble un peu à chez moi.

DANS LA RUE DU BONHEUR, PERDUE

Avant j'étais chez moi partout,
et j'étais moi tout le temps.
Par tous les temps.
J'aimais la rentrée de l'automne,
le froid propre de l'hiver,
les promesses du printemps.
Et j'adorais l'été.
Le soleil avait gagné,
mon corps vivait,
comme fou de liberté.
Les jours jamais ne finiraient de briller,
ni moi d'irradier.

Maintenant l'été me fait mal.
Il clame la vie, mais m'oublie moi.
Tout le reste du monde exulte.
Et moi je reste en rade,
seule sur le sable,
grise au milieu des brillants,

mal à l'écart des heureux,
moche à l'ombre des beaux.
Ils ont tous des amis,
et moi personne ne m'aime.
Ils jouent courent nagent et rient.
Et moi, j'ai mal au ventre
et ne peux me baigner.
Je suis punie,
punie d'avoir grandi.

Je suis devenue une fille d'automne.
Il porte mes couleurs,
marron dégoût et gris angoisse.
Il pleut sans cesse,
tant mieux,
car moi aussi.
Tout est bouché,
surtout ma vie.
Pas d'horizon.

DANS LA RUE DU BONHEUR, PERDUE

Ma vie est en automne
et il y fait bien triste.
J'ai perdu le soleil,
et toutes mes saisons.
Il n'y a plus qu'en automne
que je me sente moi.

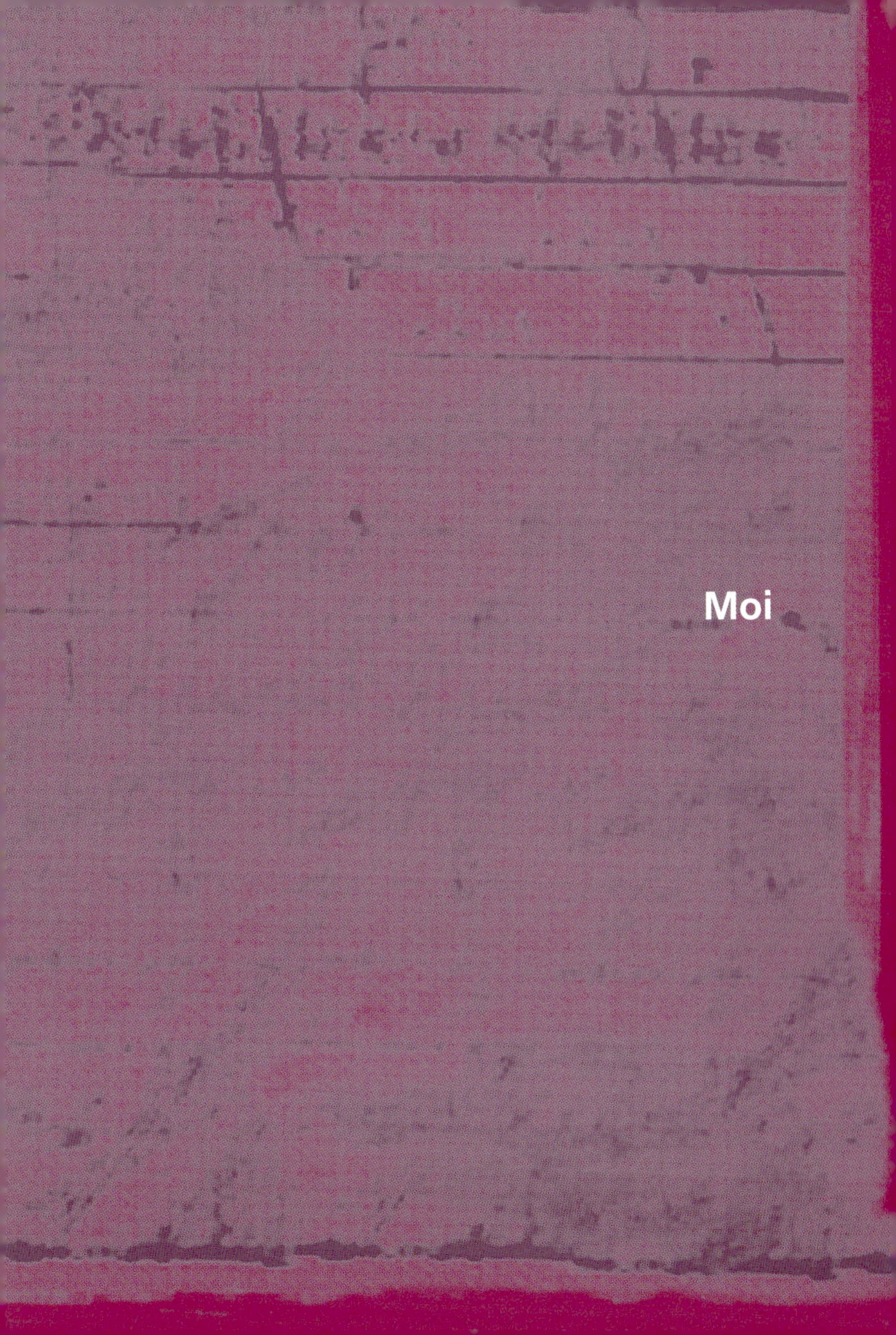
Moi

Mais moi est une question
sans cesse reposée.
Et jamais de réponse !

Je me cherche et me manque.
Je me cogne et m'affole.
Je crie, ne m'entends pas.
Je pleure, rien ne console.

Je ne pense qu'à moi,
ne me connais même pas.
Sans cesse je questionne :
Qui est moi ?
Où suis-je ?
Mais mes pseudo-réponses
se terminent toutes en point d'interrogation.

Même dans les livres
je ne cherche plus que moi.

DANS LA RUE DU BONHEUR, PERDUE

Je veux tomber dedans, m'enivrer, m'y noyer.
Je veux voir mon visage dans les mots reflété,
retrouver mes questions enfin reformulées,
et découvrir au fond
quelques bouts de réponses,
et des morceaux épars de vérité.

Je ne veux plus d'histoires.
Je veux des mots tragiques,
des cris, des chuchotis,
des plaintes fulgurantes,
des beautés, des néants,
de folles incantations.

Les lieux m'importent peu,
du moment qu'ils sont loin,
qu'ils sont américains,
ou très sombres, très perdus,
où je voudrais me perdre.

Je ne veux plus rencontrer
que d'autres solitaires,
des révoltés aux vies fracassées,
des poètes malheureux
aux belles ailes en feu,
des héros en errance et qui meurent à la fin.
Les écrivains maudits sont ceux que je bénis.
Ces incompris que moi seule ai compris,
ce sont mes bons génies,
ce sont mes âmes damnées.
Leur mal de vivre transfigure le mien,
leur mal de vivre me fait un peu de bien.

Pourtant j'ai tant de mal.
À être, à vivre, vibrer.
À mener la vie qu'on veut me voir mener.

Je savais vivre, absolument.
Jour après jour, je désapprends.

DANS LA RUE DU BONHEUR, PERDUE

Je n'aime pas me lever,
je n'aime pas mes journées,
je n'aime pas quand vient l'heure du dîner.
Je n'aime pas la télé,
je n'aime pas me coucher,
je n'aime même plus m'allonger et rêver !
Parce que je ne m'aime pas,
même si je n'ai que moi.

Quand j'étais petite, tout m'était plaisir.
Me lever le matin en fanfare et y croire.
Mordre la journée, la sucer, la savourer.
Lui boire tout son jus et en redemander.
Puis me coucher le soir et glisser dans la nuit.

Ce petit moi-là, si sincère et si tendre,
ce moi que j'aimais bien,
ce moi que j'aimais tant,
me paraît ridicule, stupidement béat.

Je peux à peine croire
que ça ait pu être moi.

Je voulais tant de choses,
et tant de choses viendraient.

Maintenant je ne sais plus.
Que vouloir.
Qui viendra.
Je ne sais même plus pourquoi.
Pourquoi ma vie ?

Je suis si fatiguée,
si lasse, comme terrassée.
Ma vie est lourde et flasque.
Je me sens vide et tombe.
Et je me sens trop pleine,
de tout et de dégoût,
d'envie et de non-vie.

DANS LA RUE DU BONHEUR, PERDUE

Immense vide, fol tumulte,
l'angoisse du temps qui passe,
et l'envie forcenée d'enfin pouvoir aimer.
Mes mains sont inutiles et je ne vole pas.
Je ne sais que creuser, que rugir, m'étioler,
et rêver en souffrance mon rêve de liberté.

J'ai envie de ne pas vivre.
J'ai envie de trop vivre.
Mais plus envie d'être moi.
Moi que je ne connais pas.

Je ne m'aime pas d'avant,
je ne m'aime pas maintenant.

Mais si je ne m'aime pas,
alors, qui m'aimera ?

Les uns

Mais moi, et rien que moi,
c'est trop seul,
je ne peux pas.
J'ai besoin près de moi
d'autres qui seraient comme moi.

Mais je ne trouve pas.

Avant, j'avais de bonnes amies,
complices, des partenaires,
avec qui je jouais,
à qui je racontais.
Je les trouvais jolies, drôles et divertissantes.
Pas super importantes,
mais là, mais suffisantes.

Maintenant je me méfie
des fausses confidentes,
avides des secrets qu'elles font circuler.

DANS LA RUE DU BONHEUR, PERDUE

Toutes ces filles qui poussent
me repoussent dans l'ombre.
Elles prennent tant de place,
je n'aime pas qu'elles soient femmes.
Elles crient et rient,
elles boudent, elles font la tête.
Elles sont exaspérantes.

Et pourtant j'ai besoin
qu'elles soient là, qu'elles m'écoutent,
qu'elles me voient et me veuillent.
Elles ne peuvent me comprendre,
mais elles comprennent quand même.
Elles sont insupportables,
mais je ne supporte qu'elles.
Car je ne veux personne,
mais je veux qu'on me veuille.
Car je n'aime personne,
mais j'ai besoin qu'on m'aime.

Alors secrets murmurés
autour de bols de thé.
Conseils pressants, encouragements,
coups de téléphone pour ne pas se noyer,
après-midi entières vautrées dans la musique,
habits, devoirs, confidences partagés.

Leurs rires m'énervent
mais elles seules me font rire.
Elles sont trop bavardes,
mais quand nous parlons je me rappelle
que vivre est tellement fort,
que quelque chose attend,
et je crois qu'un jour je serai.

J'avais des amoureux,
dans la cour d'à côté,
dans les livres d'aventures,
dans mes rêves de fillette.

Des lointains souriants,
des mignons pour bientôt,
des voyous édentés
qui eux aussi m'aimaient.
Des garçons presque comme moi,
un peu fous, fous de vie.

Mais maintenant tous les beaux masculins
sont hors de ma portée,
se sont tous envolés.
Ils n'existent pas ici,
habitent tous dans l'ailleurs,
dans demain, dans très loin.
Je n'en aurai jamais…

Est-ce que quelqu'un me rêve,
est-ce que quelqu'un m'attend ?
Je ne trouve personne,
et personne ne me cherche.

Pourtant j'en rêve si fort,
à m'en crever les yeux.
Pourtant j'y rêve sans cesse,
à m'en briser le cœur.

J'ai tant besoin qu'on m'aime,
j'ai tant envie d'aimer.
Un visage dans le métro, je bâtis un roman.
Un mot gentil, et mes nuits s'obsèdent.
Un musicien qui chante,
et c'est sûrement pour moi.
Sur un journal la photo de quelqu'un
qui peut-être m'attend.

Besoin d'être la jolie de quelqu'un
qui serait mon beau.
Besoin du téléphone qui sonne,
un lui pour moi.

DANS LA RUE DU BONHEUR, PERDUE

Besoin de rendez-vous secrets et excitants.
De pensées échangées, de désirs avoués,
de serments balbutiés.
Besoin que ma passion soit enfin partagée.

Un monde de garçons palpite, pas loin,
mais je n'y arrive pas.
J'ai des mains inutiles,
un corps qui ne sert à rien,
un corps qui ne sent rien que le manque
le seul.
Un corps qui ne touche personne,
et que personne ne touche.
Et pourtant qu'il est doux,
et pourtant qu'il a faim !

Les autres

Avant j'aimais mes proches,
j'aimais mes profs.
J'aimais les enfants et les vieilles gens.
J'aimais mes amies, mes copines,
mes cousines.
J'aimais tous les garçons
qu'un jour je connaîtrais.
J'aimais les étrangers et les petits bébés.
J'aimais les passants, les foules d'inconnus.
J'aimais les pauvres et les souffrants,
les seuls et les mourants.
J'aimais les gens des livres,
les gens des films, les gens des rêves.
J'aimais les chiens, les hamsters,
les chatons.
J'aimais même les tritons !

Maintenant non.
Maintenant personne.

DANS LA RUE DU BONHEUR, PERDUE

Tout le monde m'énerve,
et tout le monde a tort.
Les gens sont trop, ils sont là, ils osent être.
Ils occupent l'espace sans pudeur ni retenue.
Ils entrent dans le mien en brutes,
sans permission,
et déchirent mes rêves, ma fragile solitude.
Ils existent sans vergogne,
se déploient, me submergent.
Ils vivent trop fort, et moi je ne vis pas !
Ils vivent très bêtes, et moi je veux tant être !
Je les méprise.
Je les envie aussi.
Je voudrais être seule mais cesser d'être si seule.
Oh je voudrais tant, comme eux,
faire l'heureuse !

Et être malheureuse avec les mal-heureux.
Retrouver mon grand cœur,

mes larmes de compassion,
pour ceux qui me faisaient peine,
que je voulais sauver.
Les orphelins, les morts de faim,
les files de persécutés, tous les mal-aimés,
moi, comme je les aimais !

Maintenant je vomis les guerres très lointaines,
je plains les opprimés,
maudis les puissants et tous les fortunés.
Je hurle qu'il faut changer, tout révolutionner.
Que le monde est pourri,
que nous seuls le savons.
Qu'il faut nous écouter crier,
qu'il faut tout éclater.
Ceux qui n'ont rien doivent enfin tout avoir
(sauf ma part).
Ceux qui meurent en vain doivent vivre
(mais pas chez moi).

DANS LA RUE DU BONHEUR, PERDUE

Mais ce ne sont que des mots,
des idées, des symboles.
Avec un peu de vrai au cœur,
et beaucoup de vent autour.
Car au fond je n'ai de peine que pour moi.
Je ne vois plus que moi,
je n'entends que ma voix,
je ne pleure que sur moi.
Trop loin s'agitent des ombres,
qui n'existent même pas.
Les autres ont disparu,
les autres, je n'en veux plus.

Mais ils s'accrochent à moi,
ils ne me lâchent pas.
Les infos crient leurs morts,
me forcent à écouter.
Dans la rue il y a des gens
qui se moquent de moi.

Et mes profs s'imposent,
m'imposent leurs manières.
Je les trouve trop vieux, vaguement ridicules.
Leurs discours poussiéreux me pèsent
et je suffoque.
Je voudrais que quelqu'un ouvre
les fenêtres dans ma tête.
Mais eux ne savent pas,
ils n'essaient même pas.

Avant non plus je n'aimais pas mes maîtresses.
Mais je croyais en elles,
en ce qu'elles me disaient,
en ce qu'elles m'enseignaient.
J'attendais tant d'elles,
tant de mots, de savoir,
de certitudes carrées, d'histoires inoubliables.
J'attendais qu'elles me donnent les clés.
Je prenais, tout.

DANS LA RUE DU BONHEUR, PERDUE

Maintenant je doute de chaque mot
de chaque professeur.
Je trie, jauge et soupèse, vérifie leur savoir,
et ne prends que ce qui me parle
dans tout leur bavardage.
Car parfois ils me parlent, à moi, juste à moi.
De rares sont magiciens
et lancent des étincelles.
Comme si eux aussi ils avaient été jeunes,
comme s'ils s'en souvenaient,
comme s'ils le regrettaient.

Voracement je me jette sur les miettes
qu'ils distribuent, et essaie de les suivre,
là-haut, dans leurs pensées,
là où mes rêves arrivent enfin à respirer.
Et je leur parle, aussi, un peu, en mots écrits.

Est-ce qu'ils entendent mon cri ?

Non

Mon cri qui crie son non.

Non à tout, à eux, à vous.
Non hurlé, gémi, pleuré.
Non muet, non étouffé.
Un non immense,
un non de montagne sous lequel je croule.
Un non terrible, un non comme un gouffre,
dans lequel je sombre.
Un non de porte claquée, verrouillée,
blindée.
Un non sans issue.
Un non absolu.

Qui n'a plus rien à voir
avec les petits non têtus de l'avant,
les non enfantins qui se croyaient violents.
Des non entiers déjà, virulents et stridents,
mais qui ne duraient pas,

qui finissaient en larmes, en sommeil,
en sourire,
des non que j'oubliais,
qui devenaient même oui.

Mais mon non de maintenant,
il est pour tout le temps,
il ne disparaît pas,
il est devenu moi.

Dressée sur mes ergots,
bardée de barricades,
armée jusqu'aux dents
et toutes griffes dehors,
je dis non à tout le monde
et je dis non au monde
(sauf au monde
de ceux qui eux aussi disent non).

Et je dis plus que non,
je fais non, je vis non.
Je ne suis que refus, rejet, répudiation.
Marre de vouloir le bien :
le mal obscur m'attire.
Je veux faire l'interdit
et vivre tous les contraires.
Je veux désobéir même si c'est dangereux.
Je veux me faire du mal,
et tant pis pour eux si eux aussi ont mal.
Ne plus être gentille.

Ne plus être…
… la petite qui cherchait tant à plaire,
qui aidait, qui donnait,
regrettait ses bêtises.

DANS LA RUE DU BONHEUR, PERDUE

Je veux casser brûler,
je veux tout démolir,
les autels, les monuments,
et tous les garde-fous.
Je n'ai plus de fondations,
plus aucune certitude.
Tout est tombé par terre,
et moi aussi je m'écroule.

Je croyais en un Dieu,
tout-puissant, évident.
C'était mon Dieu le père.
Il n'était pas gênant,
et ses rites apaisants.
Il protégeait sûrement,
il rassurait souvent.

Il a été renversé,
c'est un pauvre dieu déchu.

D'ailleurs je crois bien
qu'en lui je ne crois plus.
À sa place fébrilement je peuple
ma chapelle en ruine
d'idoles contradictoires,
de divinités charnelles et dérisoires.
J'embrasse tour à tour
de nouvelles religions,
à la morale floue,
aux idéaux simplistes.
Difficile d'y croire,
mais j'ai besoin de croire.
Car je cherche je cherche
un remplaçant à Dieu.

Je n'aimais pas la guerre.
Maintenant je la fais.
Je n'aimais pas les guerres.
Mais j'ai perdu la paix.

DANS LA RUE DU BONHEUR, PERDUE

Je déteste cette guerre
qui maintenant est moi.
Je déteste détester ceux que j'ai tant aimés.

Mais le danger est en moi,
et tout autour de moi.
Je survis retranchée,
à l'affût, enfermée.
Je suis prête à l'assaut,
je lance mes attaques,
je frappe, je veux blesser,
et c'est moi qu'on ramasse.

Je n'aimais pas les disputes,
même si j'aimais discuter, m'exciter.
Mais par-dessus tout je voulais qu'on m'aime,
et que personne ne pleure.

Maintenant je n'aime personne,
et c'est toujours moi qui pleure.
Je dispute de tout,
car tout est critiquable.
Je me fâche contre tous :
ils sont insupportables.

Parfois pourtant j'ai très soif de paix.
Alors je conclus un hâtif armistice,
un cessez-le-feu précaire
qui ne peut pas durer.
J'y crois quelques minutes,
une heure, une soirée.
Où j'essaie, je fais comme,
je joue celle d'avant.
Mais très vite ma révolte se réveille,
je me sens en danger, agressée, mal traitée,
je les vois ennemis,
et je repars en guerre.

DANS LA RUE DU BONHEUR, PERDUE

Je suis une apatride.
J'ai égaré mes papiers
de quand j'étais gentille.
J'ai été déchue de ma nationalité,
celle du pays d'enfance
où je vivais en paix.

Avant il y avait des non,
mais aussi plein de oui.

Maintenant plus que non.

Et c'est un non final.

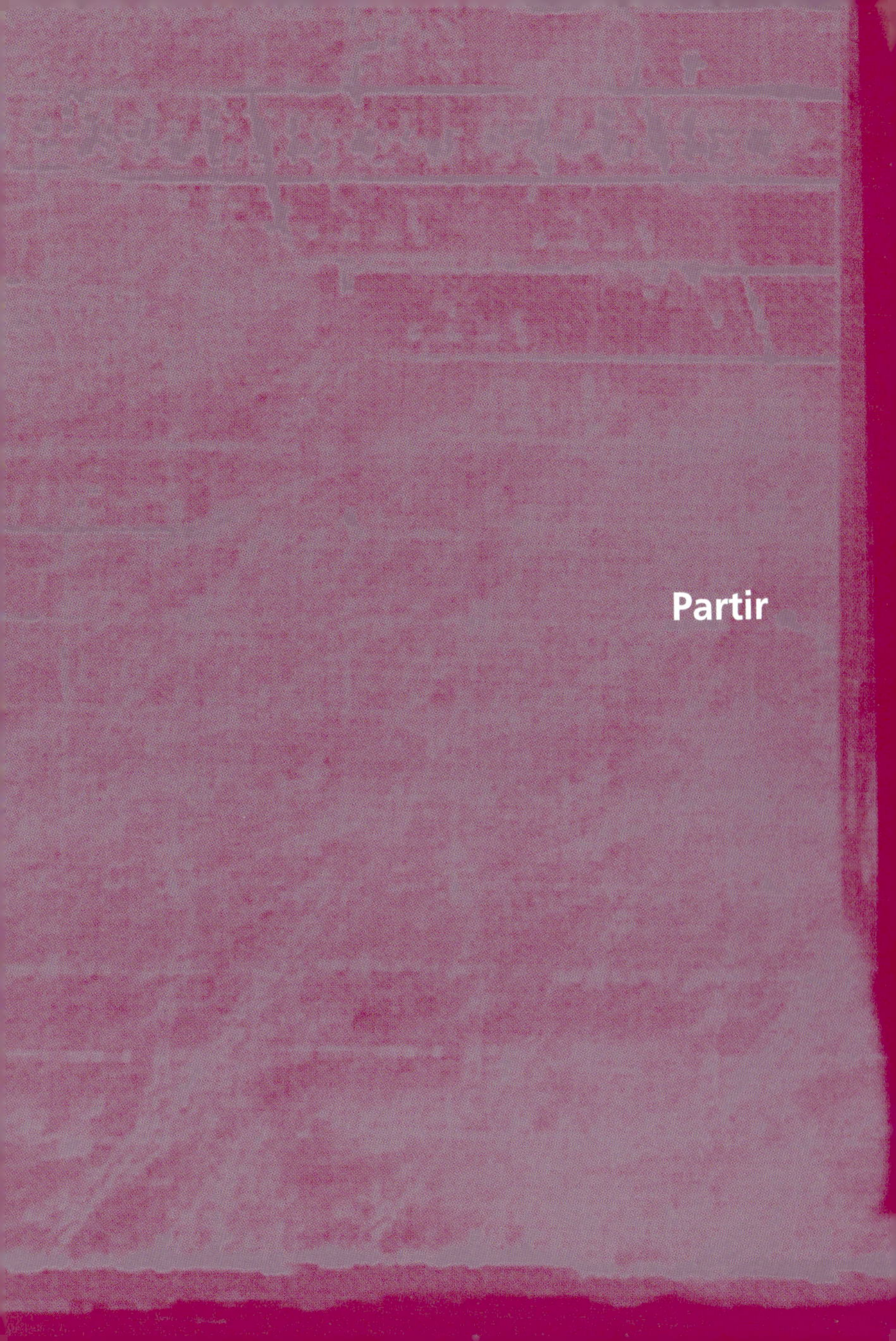

Partir

Alors partir, un jour partir.
Partir très vite, très loin et sans regrets.
M'évader, me sauver,
enfin pouvoir voler.

Partir pour pouvoir être,
être moi la vraie (quand je saurai qui c'est).
Partir pour respirer,
pour pouvoir exister.

Partir pour partir,
ailleurs,
ouvrir et découvrir,
et rencontrer ceux qui sauront mieux m'aimer.

Partir pour m'enfuir,
partir pour les fuir.
Partir pour casser,
pour ne plus faire partie.

DANS LA RUE DU BONHEUR, PERDUE

Avant quand on partait
c'était tous bien ensemble,
et même loin de chez nous
ça sentait la maison.
Et quand je partais seule,
j'étais comme orpheline.
J'attendais les lettres,
les mots qui rassuraient,
et qui me rappelaient qui j'étais,
qu'on m'aimait.
La nuit j'avais si peur
que tout mon monde meure,
que tous aient disparu,
et qu'on se soit perdus.
Puis le retour si bon,
l'émotion bafouillante,
les larmes plein le sourire
d'enfin pouvoir les revoir.

Maintenant si je veux partir,
c'est pour ne plus les revoir,
que ce soit sans retour.
Je ne pourrai changer que loin de leur regard,
qui me voit si petite,
me croit, encore, gentille.
Je veux les oublier,
ne plus être à eux,
ni leur fille ni leur sœur,
plus de leur famille.
Ne plus être dans leur vie,
les couper de la mienne.

Car quand je partirai,
eux resteront derrière,
à veiller la dépouille de mon moi ancien.
Le petit, le ridicule,
celui qui croyait être,
qui croyait se connaître.

DANS LA RUE DU BONHEUR, PERDUE

Celui qui espérait comme une pauvre bête.
Qui attendait, impatient, de grandir,
d'entrer dans l'âge d'or,
et que la vie se lève.

J'y suis maintenant.
Et je suis toute petite,
et je me sens si pauvre,
et il fait nuit très noire.

Pourtant je partirai,
car forcément ailleurs,
il y a des gens meilleurs,
il y a moi qui attend,
il y a la vie qui vit.
Je sais profondément
qu'il y a un vrai ailleurs,
un ailleurs pas d'ici,
pas encore d'aujourd'hui.

Un ailleurs qui sera à moi
un jour peut-être,
quand je saurai partir.
Quand j'aurai su grandir.

Mais là, je ne sais pas.
Partir, c'est juste un cri,
une force, une faim folle,
qui veut que je me lève,
que je sorte, que je parte.

Mais partir,
ça fait peur.
Et ça fera si seule…

Alors partir, oui, mais pas trop vite,
mais pas tout de suite.
Car je ne tiens pas debout,
alors comment courir ?

DANS LA RUE DU BONHEUR, PERDUE

Et puis vers quel ailleurs ?
Je ne sais où aller,
je ne saurais qu'errer.

En moi il y a des vagues qui me tirent,
qui me poussent.
Je ne peux pas partir
tant que je suis en tempête.
Ni tant que je suis perdue.
Et perdue, je le suis,
sans plan, sans direction.
La rue où j'habite ne me mène nulle part.
Ce n'est qu'une impasse,
un minable cul-de-sac.

La rue du Trésor Perdu
est une voie sans issue.

Mais un jour, je le sais, je m'en échapperai !

Vivre

Pourtant je la sens, ma vie,
qui au fond de moi trépigne
et s'impatiente.
Je suis un volcan endormi qui prépare
son éruption.

En moi bouillonne une lave brûlante
qui cherche à s'échapper.
Si rien ne sort jamais,
alors ce sera peine perdue,
souffrance perdue, vie perdue.
Laissez-moi exploser !

J'ai en moi des secrets
que je dois découvrir.
Le vent me murmure des promesses
qu'il me faudra tenir.

DANS LA RUE DU BONHEUR, PERDUE

Mes émotions ne mentent pas,
mes sensations ne me trompent pas.
La vie est un miracle à venir.
J'y crois mais c'est si long.
Quand commencera ma vie ?

Que faire de tout ce feu,
de cette envie de faire ?
Changer de monde
et changer le monde.
Créer, ne plus attendre.
Briller, ne plus pleurer.
Bouger, vibrer et palpiter.
Exulter, m'exalter.

Courir si vite que je sèmerai mes peurs.
Vivre si fort que se taira la douleur.
Aimer à pleines mains
et oublier le seul.

Ne plus avoir mal
quand le vent se lève
parce que je suis le vent
et que je vole enfin.

Ne plus tomber trop bas
quand la musique pleure,
parce qu'elle me nourrit,
et qu'elle sait rire aussi.

Trouver un sens, des buts,
une direction.
Réaliser des choses
que je puisse admirer.
Avoir de beaux projets,
qui tiennent très longtemps.

Apprendre les mots vrais,
ceux que l'on peut toucher.

DANS LA RUE DU BONHEUR, PERDUE

Devenir quelqu'un de debout,
quelqu'un de puissant.

Et commencer ma vie toute seule,
ma vie à moi toute seule.

Après ?

En ce moment j'habite toute seule,
dans un corps étranger,
dans un cœur affolé,
dans un monde bouleversé.

Mais ici, c'est juste un passage.

Je sais qu'un jour, je partirai.
Je n'habiterai pas toujours
dans la rue du Trésor Perdu.

L'après viendra sûrement,
après revient toujours.
Mais aura-t-il le brillant de l'avant ?

Quand je serai, après,
j'irai mieux, j'irai bien.
Ma vie s'ouvrira grand.

La nuit je dormirai, ou veillerai à deux.
J'habiterai mon corps et il me plaira bien.
Je regarderai mes parents
et les reconnaîtrai.
Mes sœurs redeviendront mes sœurs,
pour toute la vie.
Mon petit frère restera petit frère,
pour toute sa vie.
J'aurai un peu confiance
en quelques rares amies.
J'aimerai les garçons en vrac, à la folie,
et certains, peut-être un, plus que tous,
plus que tout.
Je saurai qui est moi,
et j'aimerai être moi.
J'irai voir les ailleurs,
mais j'aurai un chez-moi.
Je savourerai tous les goûts des saisons
et saurai apprécier le monde et ses beautés.

La musique toujours restera mon amour
et dans mes livres chéris je me ferai des amis.
J'étudierai fort et ça aura un sens.
Je travaillerai dur et je saurai pourquoi.
J'apprendrai à dire oui
sans perdre de vue mon non.

Je vivrai.
Je serai.
Après…

Mais pas encore,
pas déjà,
pas maintenant.

Car je ne suis pas prête,
je ne suis pas assez moi,
pour m'envoler partir,
enfin vivre ma vie.

DANS LA RUE DU BONHEUR, PERDUE

Quand mes jours sont noirs,
et quand mes nuits sont blanches,
j'ai l'impression terrible
de n'avoir pas d'après.

Mais c'est pas vrai !

Un jour,
mon demain viendra,
après commencera,
et j'habiterai chez moi.

Le Trésor Perdu

Mais ô mon âge d'enfance,
mon beau trésor perdu,
dis-moi quand, dis-moi si,
dis-moi, reviendras-tu ?

Et le moi de maintenant, il fait quoi ?

Le moi enfant écrit des livres pour enfants, pleins de bonheur et de rires.
Le moi adolescent écrit des livres pour adolescents, pleins de fureur et de passion.
Le moi maman fait tout pour que la vie de mes trois enfants soit un trésor.
Le moi fille aime mes parents, absolument.
Le moi sœur aime ma famille, définitivement.
Le moi amoureux aime toujours trop, douloureusement.
Le moi professeur se sent toujours un peu élève.
Le moi adulte… c'est qui ? Je ne la connais pas bien.
Le moi moi cherche, espère et se souvient. Pleure, rit et vibre. Souffre et dévore.

Je vis.

Rachel HAUSFATER

Vous voulez correspondre
avec les auteurs de Confessions,
vous pouvez alors vous connecter sur :
confessions@lamartiniere.fr

Dans la même collection :

Anne Castries, Une adolescence douce-amère

Yaël Hassan, Hé, petite !

Susie Morgenstern, Confession d'une grosse patate

Bernard Friot, Un autre que moi

Catherine Leblanc, Un jour, ma vie s'est arrêtée

Jean-Paul Nozière, Tu seras la risée du monde

Sarah Cohen-Scali, Douée pour le silence

Claire Mazard, On s'était dit : Pour la vie

Mikaël Ollivier, Celui qui n'aimait pas lire

Sigrid Baffert, C'est toujours mieux là-bas

Claire Mazard et Hélène Lune, Avec toi, Claire, j'aurais aimé la vie

Bernard Friot, Un dernier été

Christian Grenier, Ce soir là, Dieu est mort

Jean-Paul Nozière, Mais qu'est-ce qu'on va bien faire de toi ?

ISBN : 2-7324-3213-X

Loi n°49-956 du 16 juillet 1949
sur les publications destinées à la jeunesse

Dépôt légal : mars 2005

Imprimé sur les presses de l'imprimerie France Quercy, France.